图解版

骨质疏松的
自我防治与居家康复

曾令烽　刘　军 ◎主编

中国中医药出版社

·北　京·

图书在版编目（CIP）数据

骨质疏松的自我防治与居家康复：图解版 / 曾令烽，
刘军主编 . —北京：中国中医药出版社，2020.3（2021.2重印）
ISBN 978-7-5132-6154-8

Ⅰ . ①骨…　Ⅱ . ①曾…②刘…　Ⅲ . ①骨质疏松—防
治—图解②骨质疏松—康复—图解　Ⅳ . ① R681-64

中国版本图书馆 CIP 数据核字（2020）第 037630 号

中国中医药出版社出版

北京经济技术开发区科创十三街 31 号院二区 8 号楼
邮政编码　100176
传真　010-64405721
保定市西城胶印有限公司印刷
各地新华书店经销

开本 710×1000　1/16　印张 11　字数 136 千字
2020 年 3 月第 1 版　2021 年 2 月第 2 次印刷
书号　ISBN 978 – 7 – 5132 – 6154 – 8

定价　68.00 元
网址　www.cptcm.com

社 长 热 线　010-64405720
购 书 热 线　010-89535836
维 权 打 假　010-64405753

微信服务号　zgzyycbs
微商城网址　https://kdt.im/LIdUGr
官 方 微 博　http://e.weibo.com/cptcm
天猫旗舰店网址　https://zgzyycbs.tmall.com

如有印装质量问题请与本社出版部联系（010-64405510）

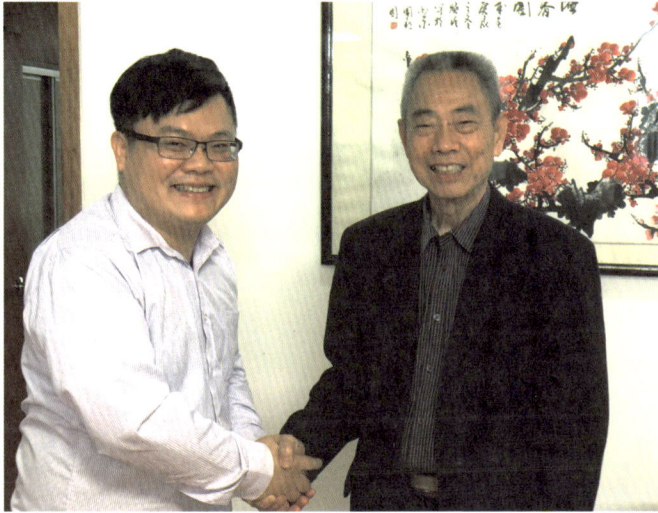

本书作者曾令烽与原广东省卫生厅厅长黄庆道先生合影。黄庆道先生对本书采用通俗易懂的图解形式进行骨质疏松科普表示赞赏。

黄庆道先生简介

原广东省卫生厅厅长、广东省人大常委、文教卫副主任、广东省医学会会长、广东省老年保健协会创始会长、广东省妇幼保健协会创会会长

《骨质疏松的自我防治与居家康复(图解版)》
编 委 会

主　　编　曾令烽　刘　军

副 主 编　陈海云　罗明辉　潘碧琦

编　　委　杨伟毅　郭　达　肖春生　陈红云　王海洲　潘建科

　　　　　梁桂洪　冯文轩　何倩伟　魏　力　肖　萧　邓庆平

　　　　　赵金龙　黄和涛　赵　第　韩燕鸿　林炯同　侯森荣

　　　　　吴　明　李嘉晖　徐南俊

学术秘书　赵金龙　赵　第

美术编辑　肖　萧

插图技术协助　广州医漫科技有限公司

　　　　　林泽锴　刁佳宁　陈启艳　彭晓成

序

骨质疏松是慢性疾病，发病人群虽多为老年人，但其发生、发展通常经历了漫长的过程；故人的全生命周期都应关注、珍爱骨骼健康，保持健康的生活方式。在年轻时获得最佳骨量，有利于预防骨质疏松的发生。

曾令烽、刘军主编的《骨质疏松的自我防治与居家康复（图解版）》，主要以医学科普的形式进行论述，通过虚构以骨质疏松为模型的卡通人物，创设医漫小故事，解读我们身体骨骼的基本结构，介绍预防跌倒的居家安全常识、日常起居的正确姿势，普及骨质疏松人群如何训练、如何通过八段锦等传统运动功法进行干预；以图文结合的形式科普骨质疏松的基础知识、诊断与防治原则、药物治疗、运动康复、居家自我预防、饮食调养、中医药养生与保健等内容。

本书通过医漫的灵动性和小故事的趣味性，可以较好地引起中老年骨质疏松人群的关注；通过对比和评价的模式，可以进一步加深公众对骨质疏松的自我认识与健康管理。

"莫道桑榆晚，为霞尚满天"！建设"健康中国"，离不开健康的骨骼；亟待我们一起"关爱骨骼，终生无骨折"，乐享健康生活！本书适用于医学院校学生、教师以及医学爱好者，可作为骨科相关教材学习补充；也可作为科普读物面向大众，为中老年骨质疏松患者及骨质疏松高危健康人群提供参考；尤其针对骨质疏松早期风险识别、主动健康干预及居家康复预后等方面，均具有较佳的健康促进效果。

谨祝《骨质疏松的自我防治与居家康复（图解版）》顺利出版发行！

原广东省卫生厅厅长、省人大常委
文教卫副主任、广东省医学会会长
广东省老年保健协会创始会长
广东省妇幼保健协会创会会长

黄庆道

2019 年 12 月 29 日于广州

目 录

第一章

骨质疏松的基础知识

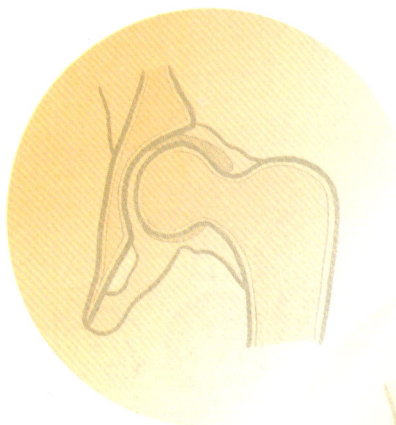

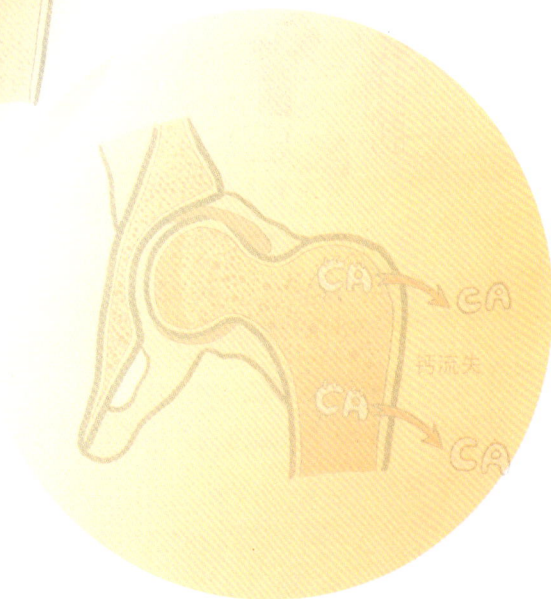

骨密度

一、骨质疏松是一个公共卫生问题

　　骨质疏松是老年人常见的慢性病，随着社会经济文化的发展，我国已经进入老龄化社会，第六次全国人口普查结果显示，60 岁以上人口占全国总人口的 13.26%，此后我国老龄化进程将进一步加快，骨质疏松的患病人群也将增加，由骨质疏松所造成的骨折患者也将增加。因此，骨质疏松是一个公共卫生问题。

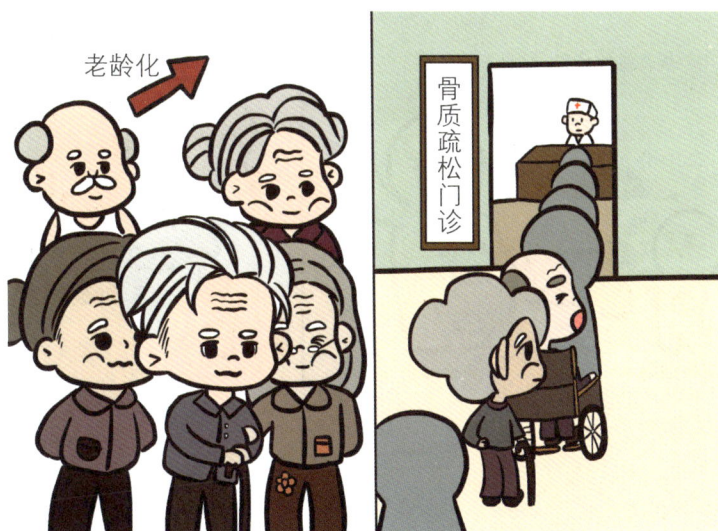

我国社会老龄化加快，骨质疏松问题愈加严峻

二、什么是骨质疏松

　　骨质疏松，是多种原因引起的一组骨病，骨组织有正常的钙化，钙盐与基质呈正常比例，是以单位体积内骨组织量减少为特点的代谢性骨病变；以骨骼疼痛、易于骨折为特征。

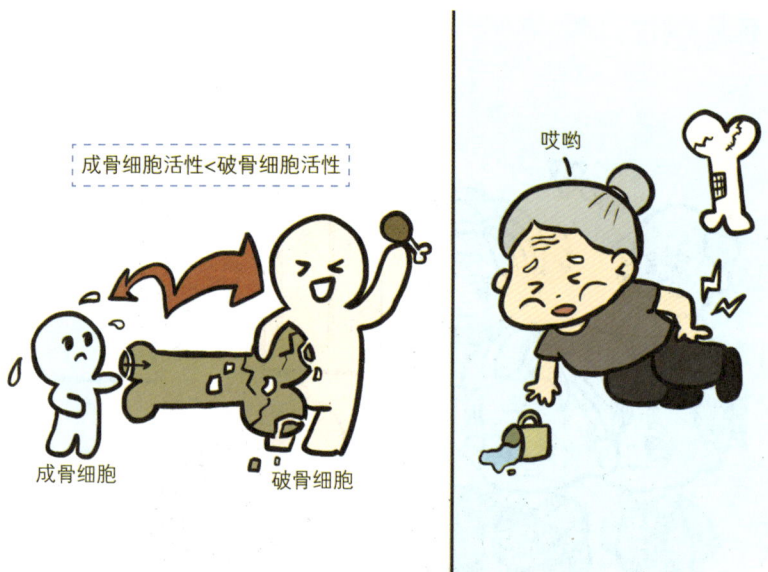

骨质疏松主要由骨质吸收增多、破骨细胞活动增加引起

世界卫生组织（WHO）建议根据骨密度（BMD）或骨矿含量（BMC）值对骨质疏松进行分级诊断：

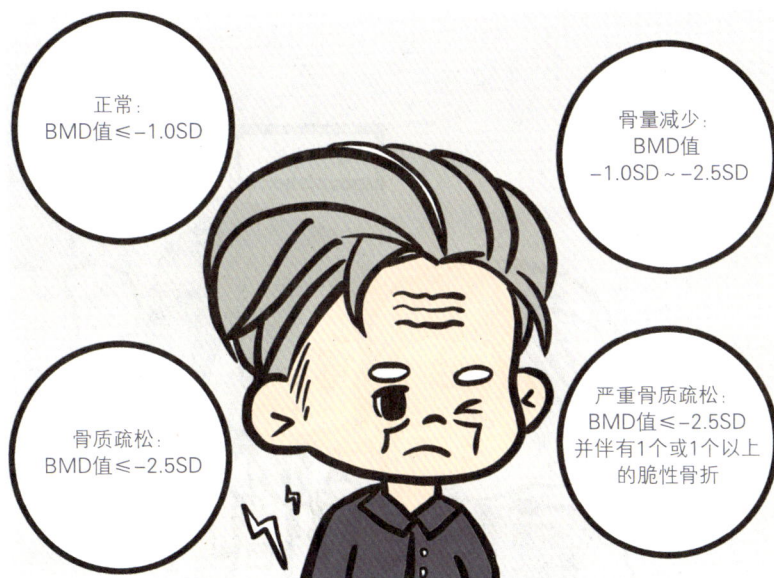

正常：
BMD值≤−1.0SD

骨量减少：
BMD值
−1.0SD～−2.5SD

骨质疏松：
BMD值≤−2.5SD

严重骨质疏松：
BMD值≤−2.5SD
并伴有1个或1个以上
的脆性骨折

骨质疏松严重程度分级（标准差诊断法）

（一）有哪些实验室检查帮助我们诊断骨质疏松

1. 血钙（Ca）、磷（P）和碱性磷酸酶（ALP）。

2. 血甲状旁腺激素（PTH）。

3. 骨更新的标记物（骨钙素 OC、抗酒石酸酸性磷酸酶 TRACP）。

4. 晨尿钙 / 肌酐比值（Ca/Cr）。

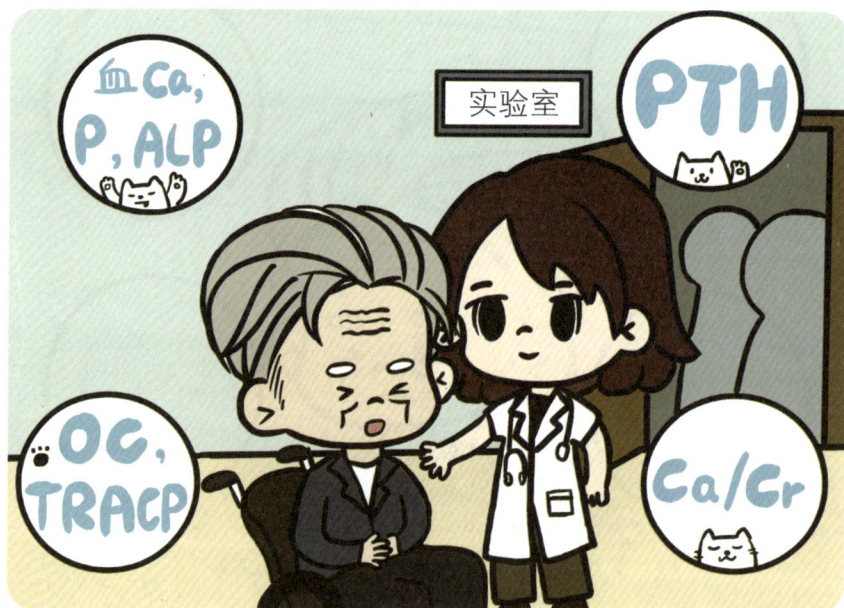

协助骨质疏松诊断的实验室检查

（二）骨影像学检查和骨密度检查可辅助诊断骨质疏松

1. 摄取病变部位的 X 线片

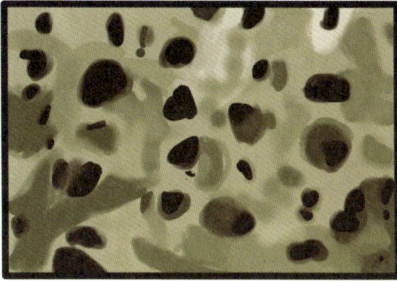 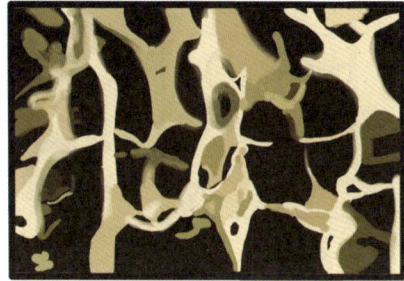

正常骨质　　　　　　　　　　　　　疏松骨质

```
X光
```

骨质减少（低骨密度）摄片时可见骨透亮度增加

2. 骨密度检查

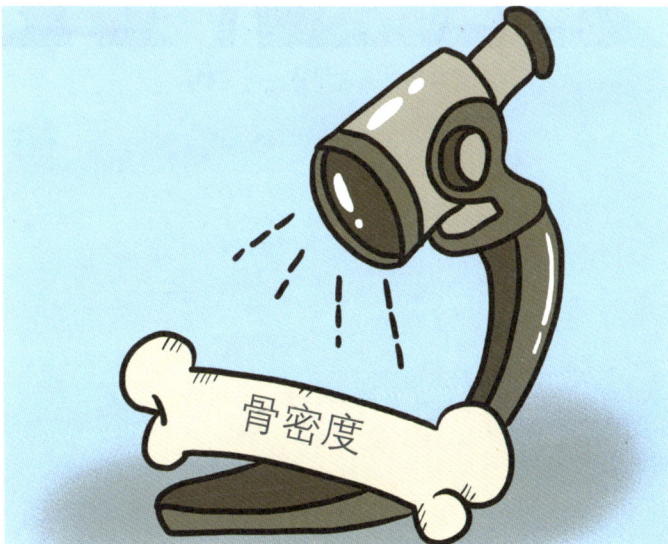

骨密度

定期检测骨密度是早发现和早诊断骨质疏松的有效方法

（三）哪些人群需要进行骨密度检查

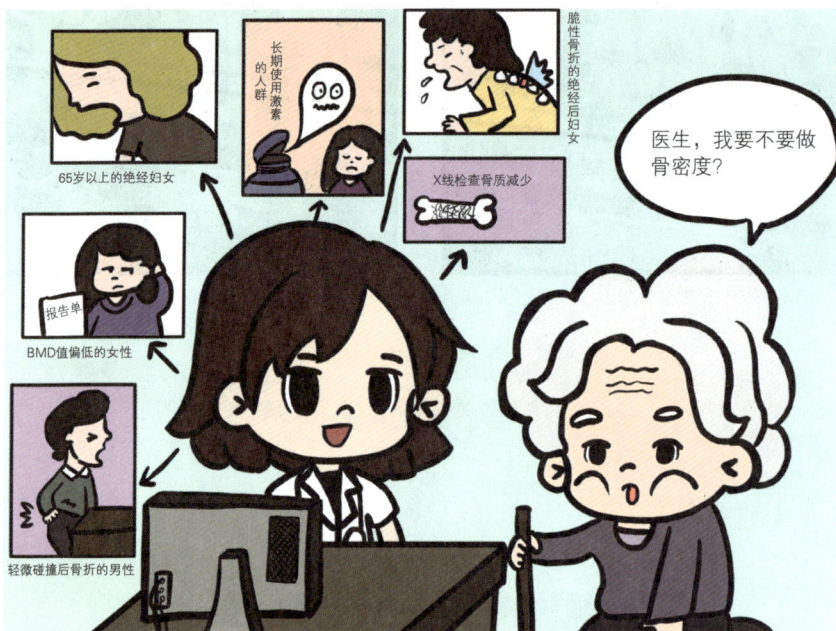

需要进行骨密度检查的人群

（四）关于骨密度测定中的小常识

1. 被检查的骨密度是什么呢

骨密度全称是骨骼矿物质密度，是骨骼强度的一个重要指标，以"克／每立方厘米（ g/cm^3 ）"表示，是一个绝对值。

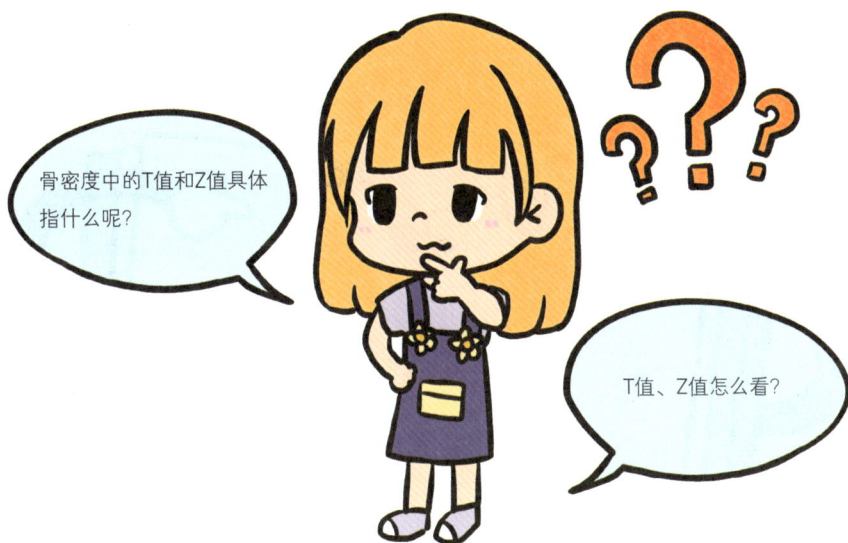

骨密度中的T值和Z值具体指什么呢？

T值、Z值怎么看？

2. 因人而异的指标，"密"的标准是什么

骨密度检查是通过调查中国北方汉族健康人的骨密度值作为标准，用我们每个人测出的数值去对比这个标准，在检查报告里的正数代表超过了标准，骨骼强硬结实；负数代表低于标准，骨质较为疏松。

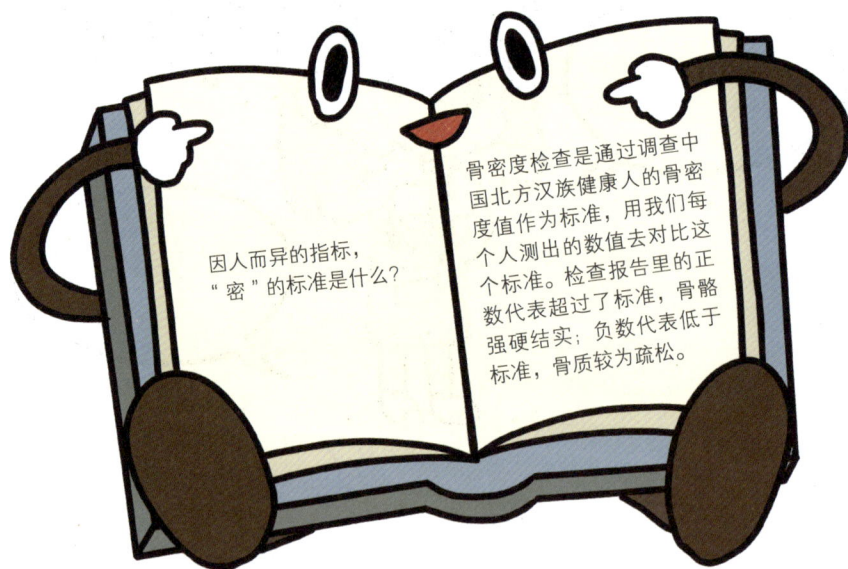

因人而异的指标，"密"的标准是什么？

骨密度检查是通过调查中国北方汉族健康人的骨密度值作为标准，用我们每个人测出的数值去对比这个标准。检查报告里的正数代表超过了标准，骨骼强硬结实；负数代表低于标准，骨质较为疏松。

3. 骨质密度里的 T 值和 Z 值是什么意思

T 值是和同性别的中国北方青年人相比，也就是和一生中最佳状态相比差多少；Z 值是和同性别的同龄人相比，也就是说相比于健康的同龄人应该是什么样的。

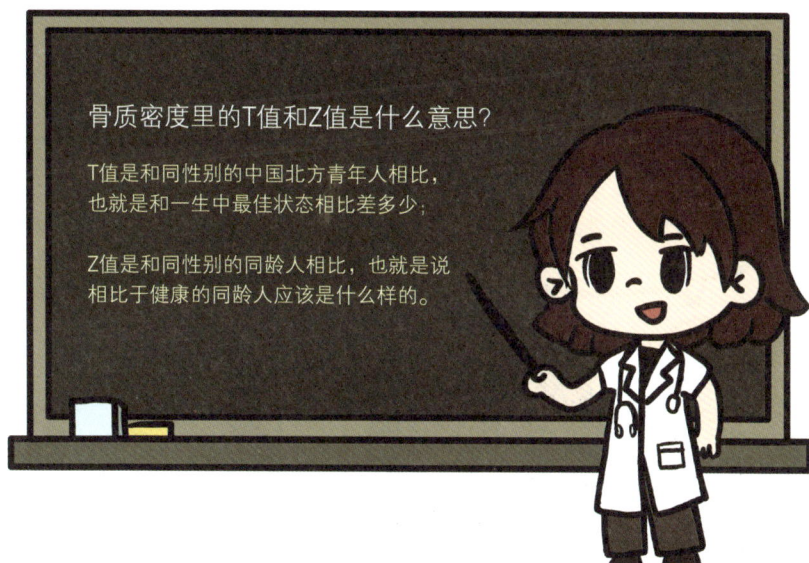

骨质密度里 T 值和 Z 值的含义

4. 和标准差了多少，可以怀疑诊断骨质疏松

对于中老年人，T 值更具有临床判定意义。当 T 值为 −1 到 −2.5 时，提示骨密度减低；当 T 值 < −2.5 时，提示为骨质疏松。

对于儿童、绝经前女性及小于 50 岁的男性，更需要看 Z 值。但是与 T 值直接提示为骨质疏松不同的是，Z 值即便 < −2，也只是提示骨密度降低，"考虑"为骨质疏松。要确诊是否是骨质疏松，还要结合实际情况才能判断。

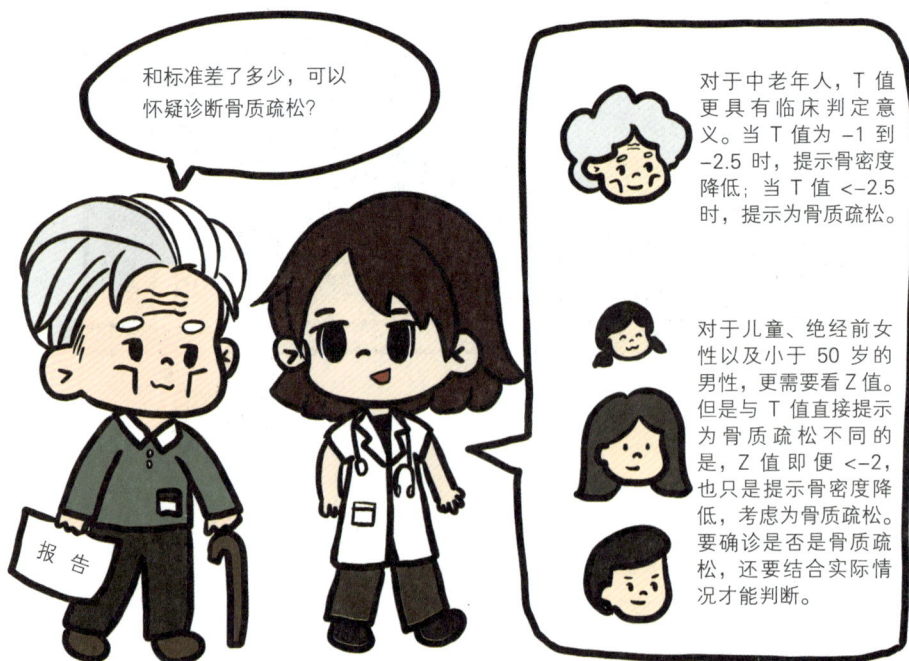

和标准差了多少，可以怀疑诊断骨质疏松？

对于中老年人，T 值更具有临床判定意义。当 T 值为 −1 到 −2.5 时，提示骨密度降低；当 T 值 <−2.5 时，提示为骨质疏松。

对于儿童、绝经前女性以及小于 50 岁的男性，更需要看 Z 值。但是与 T 值直接提示为骨质疏松不同的是，Z 值即便 <−2，也只是提示骨密度降低，考虑为骨质疏松。要确诊是否是骨质疏松，还要结合实际情况才能判断。

报 告

诊断骨质疏松的标准

5.骨密度和哪些因素有关

一般情况下，骨密度与下列因素有关。

（1）性别：男性骨密度高于女性。

（2）年龄：青壮年骨密度最高，女性在绝经期开始快速下降，男性超过50岁骨密度则快速降低。

（3）生活习惯：具有规律的运动习惯、不熬夜、不死宅的人群骨密度较高。

（4）饮食习惯：常食用牛奶、鱼类、肉类的人群骨密度较高，常吃素的人群骨密度较低。

（5）酒精：酒精会阻碍骨的代谢，使得骨密度降低。

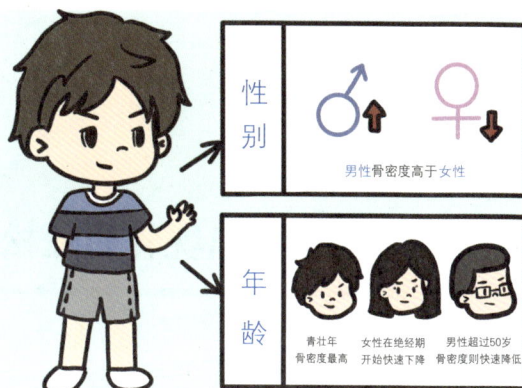

和骨密度有关的因素1

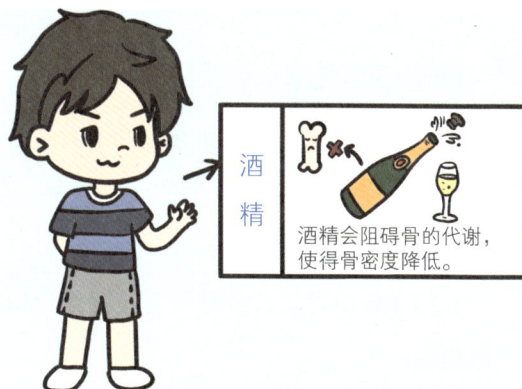

和骨密度有关的因素2

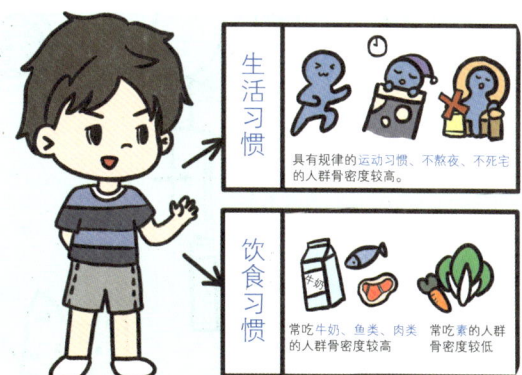

和骨密度有关的因素3

三、为什么会出现骨质疏松

（一）首先来认识我们的骨骼

骨是人体的一个重要器官，主要由骨组织（骨细胞、胶原纤维和基质）构成。

1. 骨的构成

骨主要由骨质、骨髓和骨膜三部分构成，里面容有丰富的血管和神经组织。

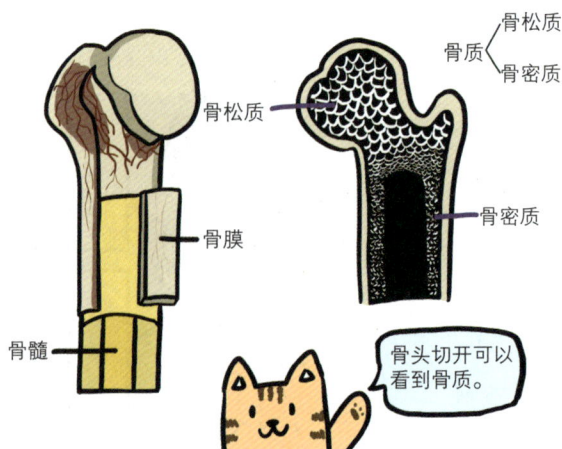

人体骨的构成

2. 骨的化学结构

骨是由有机物和无机物组成的，有机物主要是蛋白质，使骨具有一定的韧度，而无机物主要是钙质和磷质，使骨具有一定的硬度。

人体的骨就是这样由若干有机物以及无机物组成，所以人骨既有韧度又有硬度，只是所占的比例有所不同。以儿童及少年的骨为例，有机物的含量比无机物为多，故小孩的骨柔韧度及可塑性比较高；老年人的骨，无机物的含量比有机物为多，故老年人的骨硬度比较高。

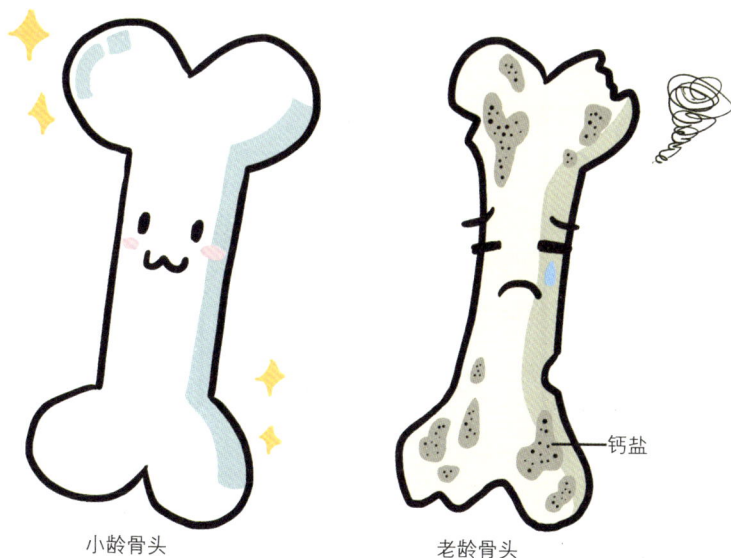

小龄骨头　　　　　老龄骨头　　　钙盐

少年和老年骨的比较

3. 骨的功能

（1）保护功能：骨能保护内部器官，如颅骨保护脑，肋骨保护胸腔。

（2）支持功能：骨构成骨架，维持身体姿势。

（3）造血功能：骨髓在长骨的骨髓腔和海绵骨的空隙，通过造血作用制造血细胞。

（4）贮存功能：骨贮存身体重要的矿物质，例如钙和磷。

（5）运动功能：骨、骨骼肌关节一起产生并传递力量使身体运动。

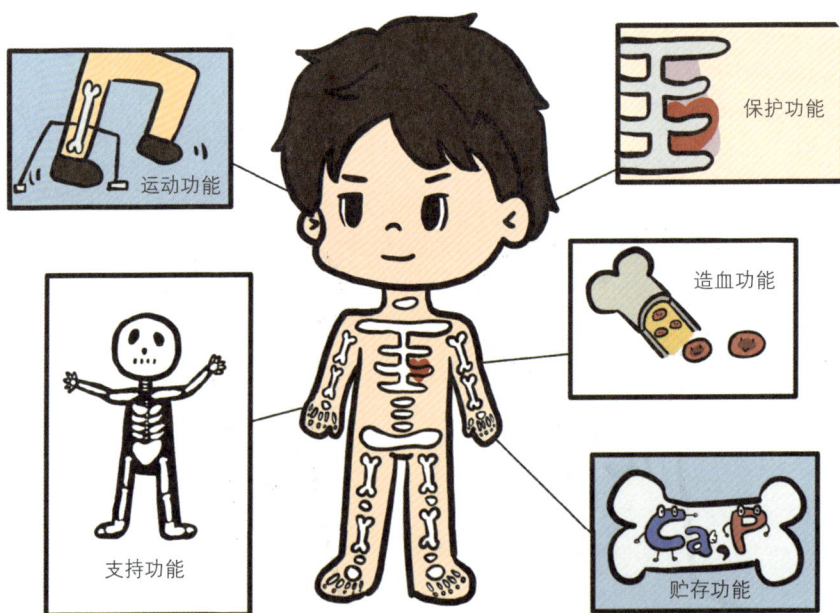

骨的五大功能

（二）人缺钙时为什么会骨质疏松

骨质疏松起因与体内新形成的骨量低于被吸收的骨量密切相关。骨总量在刚进入成年时达到顶峰，其后是个稳定期。但从 40 岁前后开始又出现一个缓慢的减少过程。这是因为随着年龄的增长，人体吸收膳食中钙质的效率在降低，长期钙摄入量不足。钙的缺乏导致从骨中吸收的钙量增加，而骨中钙储备减少时，骨质也就开始减少。

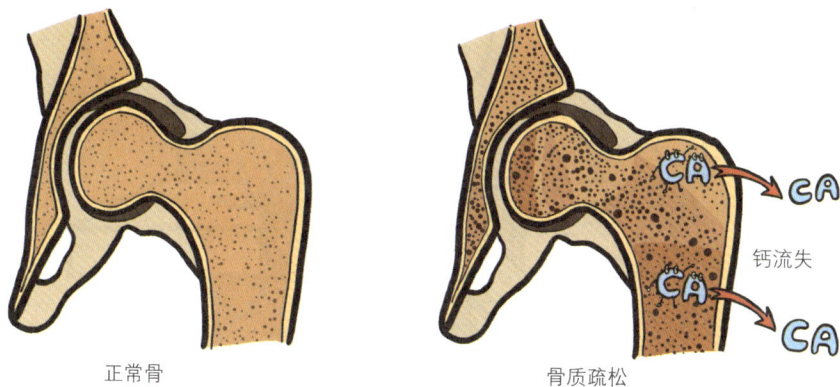

正常骨　　　　　　　　　骨质疏松

缺钙骨与正常骨的比较

（三）钙有哪些生理功能

1. 钙参与神经肌肉的应激过程。

2. 钙可以调节细胞内的各种功能。

3. 促进内、外分泌腺的分泌。

4. 钙参与血液的凝固。

5. 钙对维持细胞膜的通透性及完整性是十分必要的。

6. 钙参与免疫反应。

总的来说，钙的生理功能远远不止以上的六个方面，可以说，没有钙就没有健康。

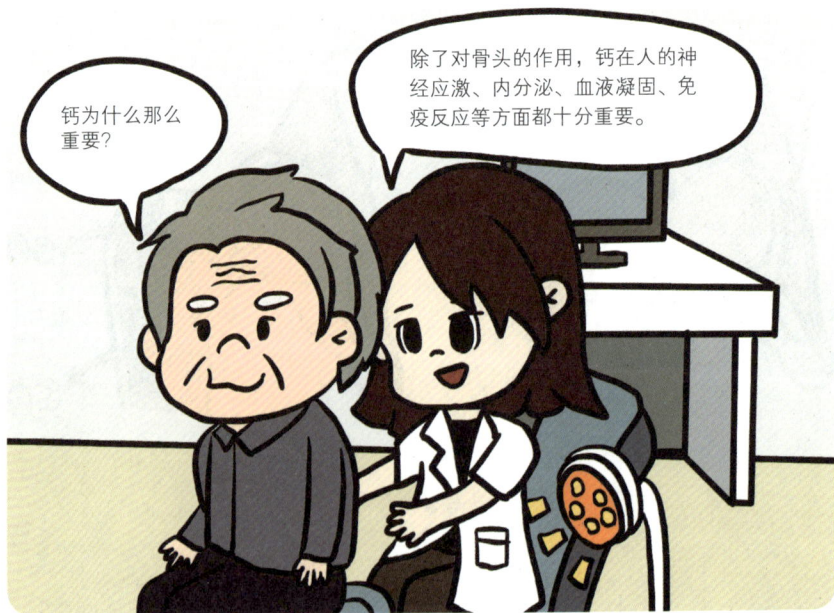

钙的生理功能

（四）人的不同生理时期钙代谢有什么不同

人体从出生到老年，钙的代谢发生变化很大，在生长期骨骼逐渐成熟，骨骼钙量逐渐增加，一般到 20 岁以后骨代谢处于动态平衡，40 岁以后骨代谢呈负增长，骨骼钙量减少。

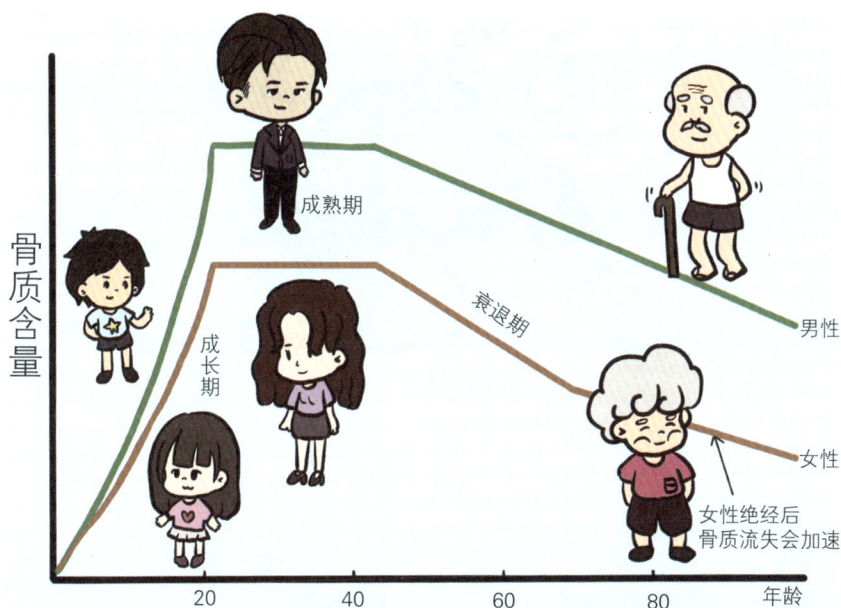

年龄增长与骨骼钙量增减的关系

引起骨量减少的原因大致有 2
个，一是女性闭经后内分泌变化引
起骨量开始减少；另一个则是男女
共同的原因，就是年龄的增长。

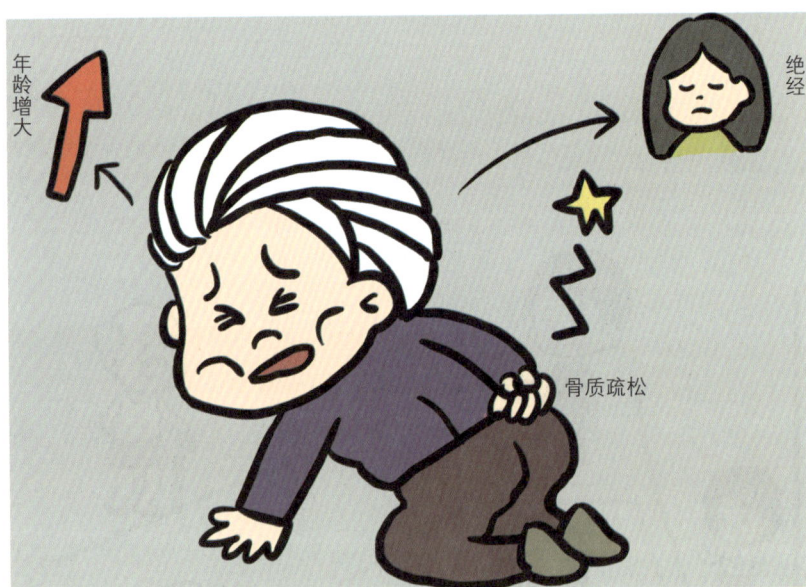

骨量减少的两大原因

第二章

骨质疏松的常见症状

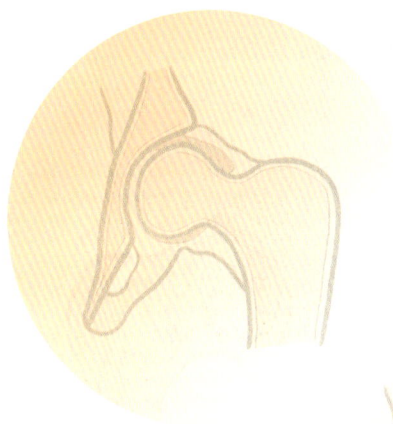

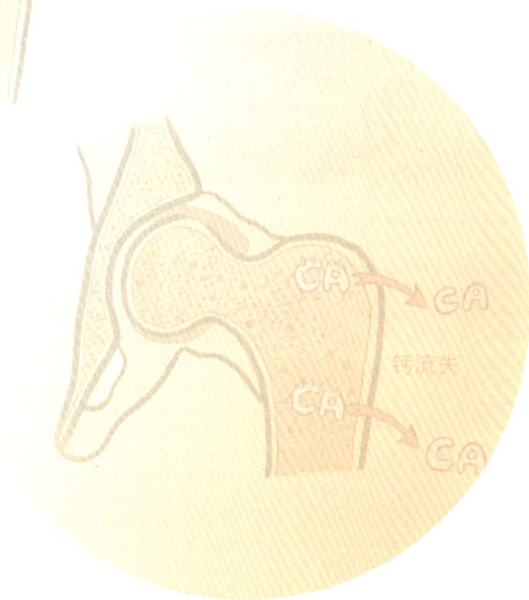

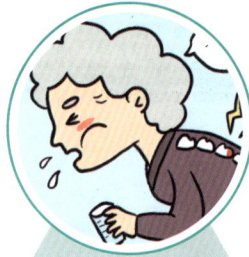

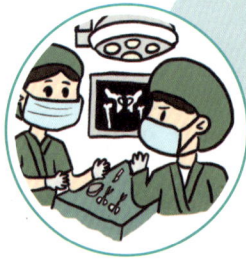

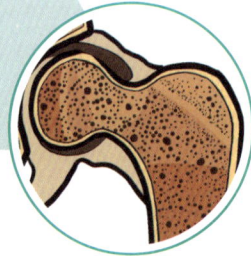

一、骨质疏松早期有何表现

骨质疏松早期会出现疼痛、身高变矮、骨折、驼背并伴呼吸功能下降等。

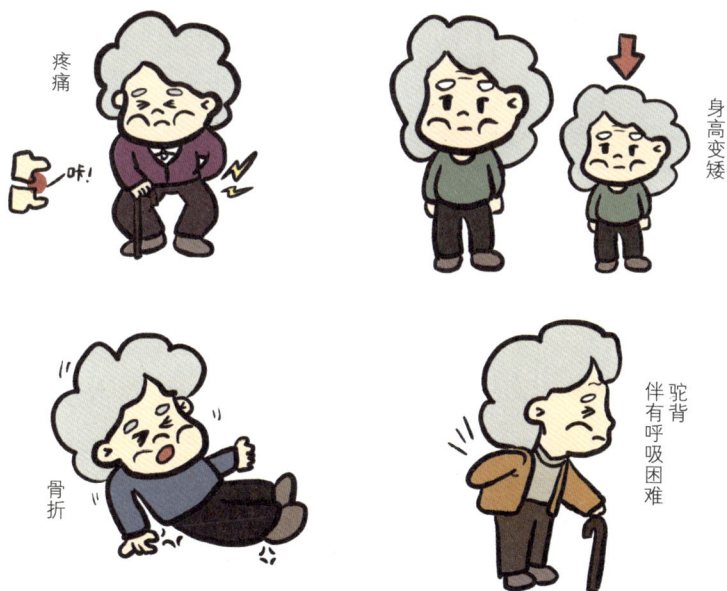

骨质疏松的早期表现

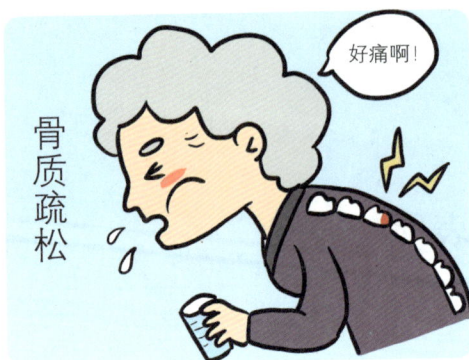

骨质疏松容易引起骨骼疼痛

（一）身体骨骼出现疼痛

疼痛是骨质疏松患者最主要和最常见的症状，其中腰背痛是原发性骨质疏松的最常见症状，占疼痛患者的 70%～80%，也可以是全身骨骼疼痛，如髋、膝、腕关节疼痛。

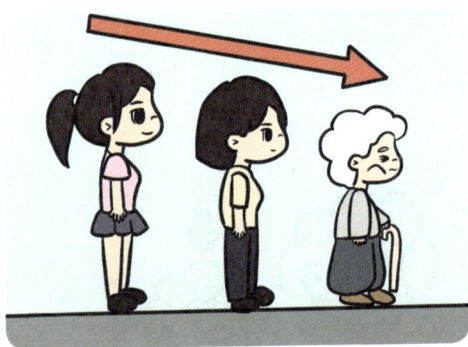

骨质疏松容易引起身高变矮 1

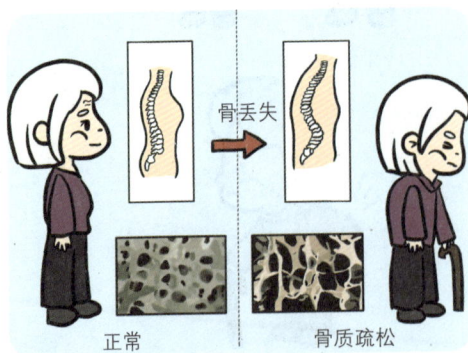

骨质疏松容易引起身高变矮 2

（二）身高变矮

身高变矮多在疼痛后出现。组成椎体的主要成分为松质骨，而到老年之后，由于出现了骨质疏松，松质骨内的骨小梁数量减少，其结构和强度也明显减弱，椎体边缘的皮质骨也变薄。在身体重力的压迫下，椎体逐渐发生了短缩、变形。加之老年人椎间盘水分减少，体积也缩小变薄，这些原因都会导致患者身高降低。

（三）出现骨折

骨折是骨质疏松严重的并发症，不仅给患者带来极大的痛苦，还会完全限制患者的活动，进一步加重患者的病情，缩短患者寿命。骨质疏松时，骨组织中单位体积内所含的骨有机质、骨无机盐的成分减少，骨内出现许多孔隙，呈现中空疏松的现象，使骨的力学强度降低，导致骨的结构和功能改变。这些疏松的骨质，很难再承受外力的打击，这也是骨质疏松患者骨折发生率增高的原因。

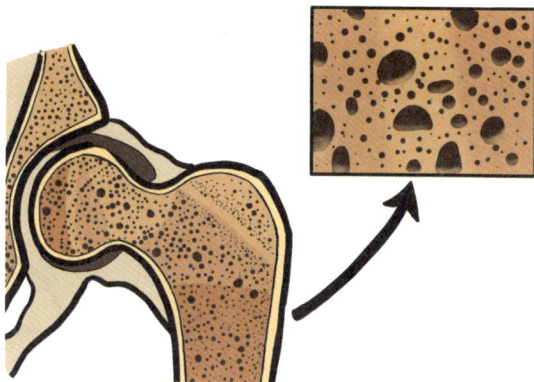

骨质疏松的骨构造

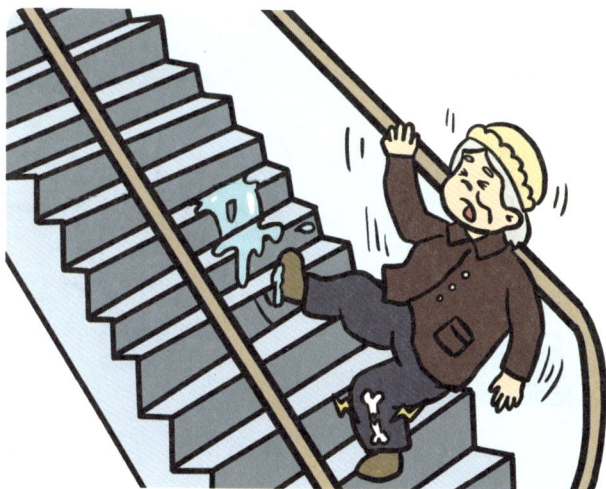

骨质疏松容易引起骨折的发生

二、腰背痛是骨质疏松最常见的症状

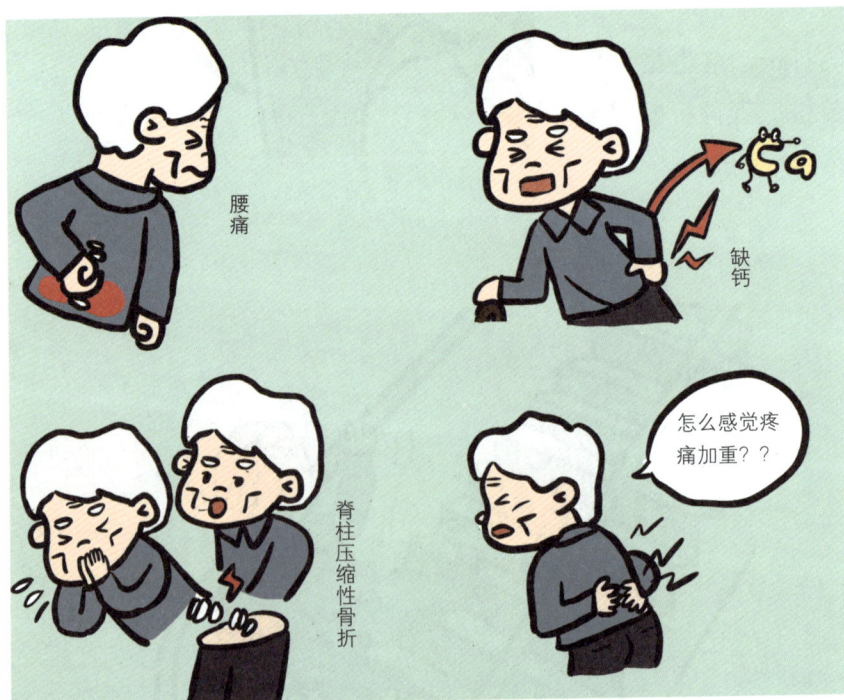

腰背痛是骨质疏松最常见的症状

三、骨质疏松骨折的常见部位及特点

1.脊椎压缩性骨折：常见于老年女性。

2.桡骨远端骨折：老年人由于骨质疏松，而桡骨远端以松质骨为主，其骨折端常为粉碎性，骨折远端压缩常较严重。

3.股骨近端骨折。

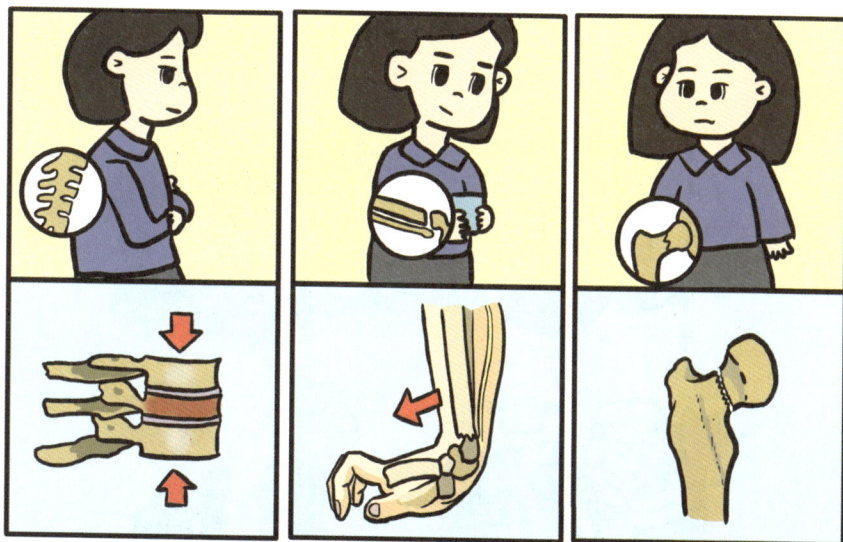

脊椎压缩性骨折　　　　桡骨远端骨折　　　　股骨近端骨折

骨质疏松常见的骨折部位

四、为什么骨质疏松髋部骨折最为严重

骨质疏松髋部骨折最为严重的原因：

1. 疼痛十分严重。

2. 需要手术治疗。

3. 并发症严重，常易产生肺炎、褥疮、泌尿系结石、感染和血管栓塞等。

4. 功能恢复较慢。

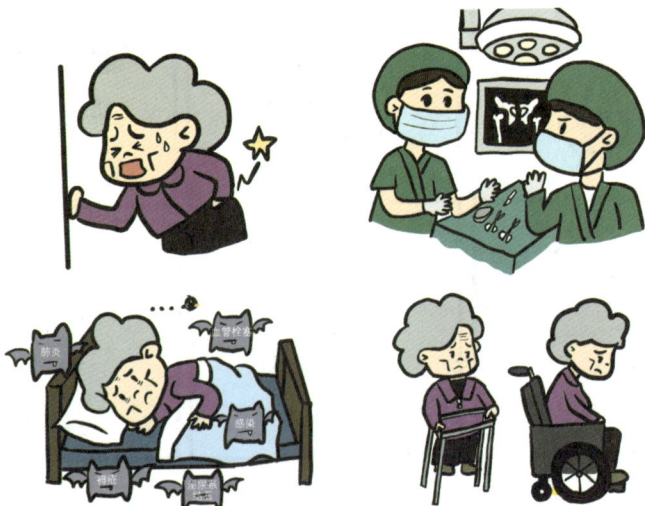

老年髋部骨折最为严重

第三章

骨质疏松的药物治疗

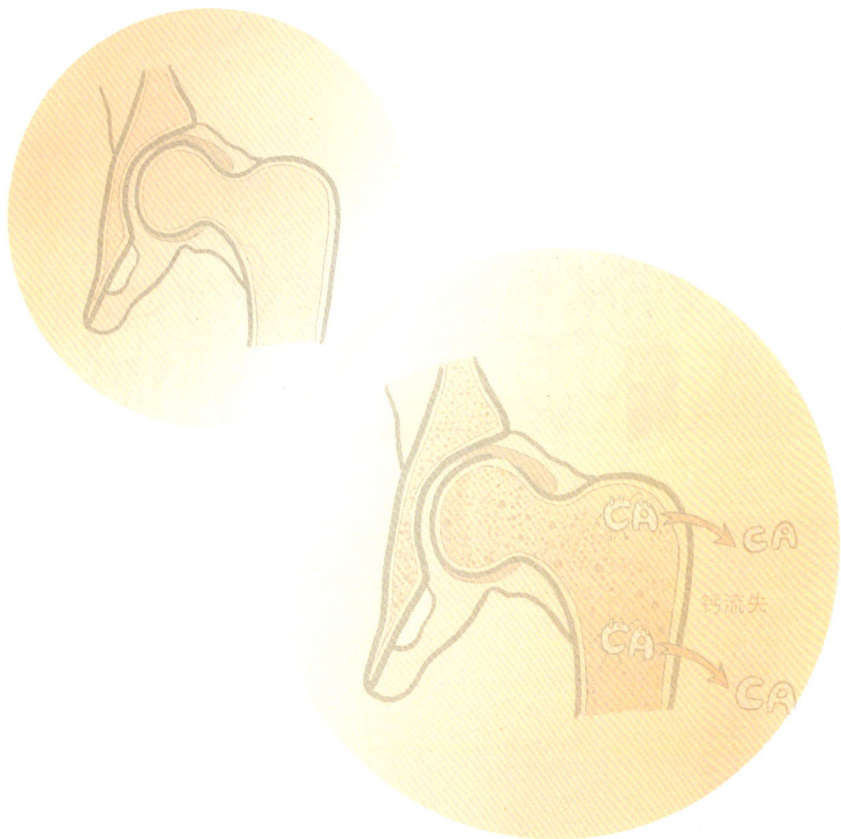

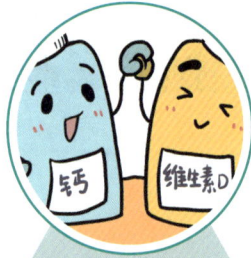

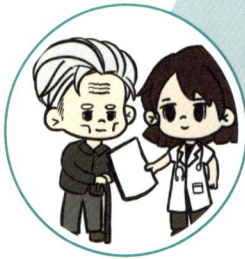

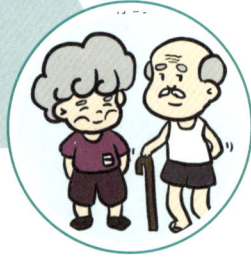

一、药物治疗骨质疏松应掌握的知识

　　骨质疏松中骨吸收和骨形成之间的不平衡导致每一重建周期中的骨丢失。目前西医对于骨质疏松的治疗药物分为抗骨质疏松药物和骨量补充药物。

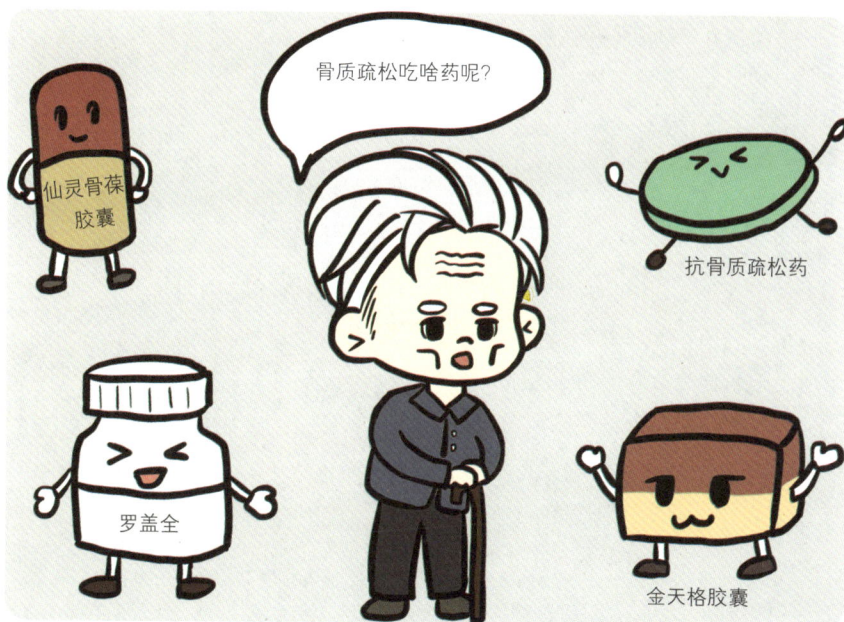

常见的骨质疏松防治用药

　　目前抗骨质疏松药物分为两类：骨形成促进剂和骨吸收抑制剂。目的在于维持骨吸收和骨形成的动态平衡。骨形成促进剂主要指甲状旁腺激素类似物、氟制剂等；骨吸收抑制剂包括双磷酸盐、降钙素、选择性雌激素受体调节剂、性激素补充治疗剂。骨量补充药物主要分为钙剂和维生素D，也是预防和治疗骨质疏松的基础药物。我国的中医药包括中成药对于治疗骨质疏松效果也很好，如仙灵骨葆胶囊（片）、骨松宝颗粒（胶囊）、金天格胶囊或强骨胶囊等中成药可以减轻骨质疏松症状，其中选用仙灵骨葆胶囊（片）可以改善骨密度。中药还可与钙剂、维生素D及其他抗骨质疏松药物合用，疗效更优。

二、骨质疏松患者如何补钙

（一）钙的吸收与代谢

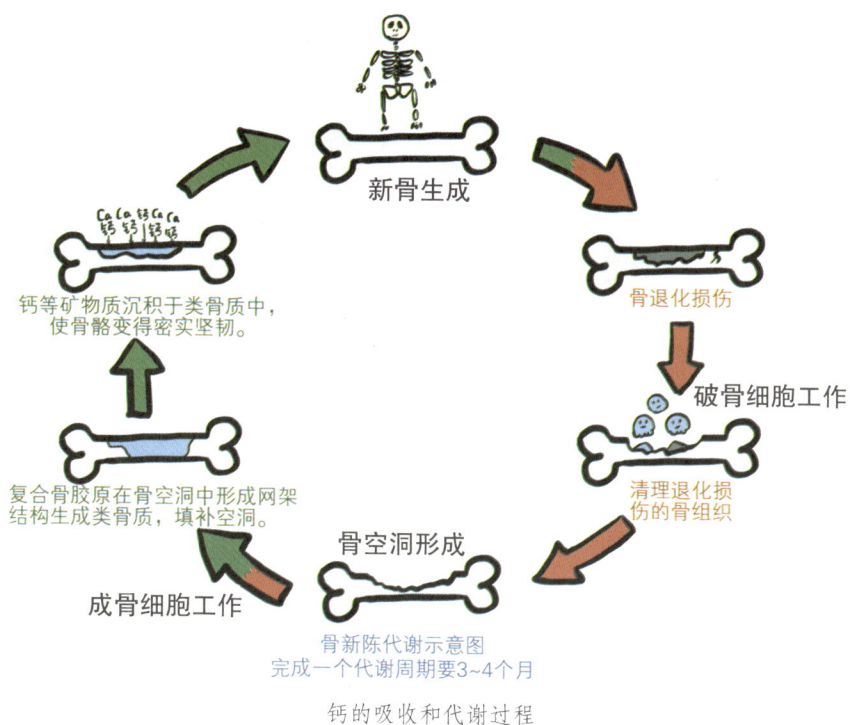

新骨生成

骨退化损伤

破骨细胞工作

清理退化损伤的骨组织

钙等矿物质沉积于类骨质中，使骨骼变得密实坚韧。

复合骨胶原在骨空洞中形成网架结构生成类骨质，填补空洞。

成骨细胞工作

骨空洞形成

骨新陈代谢示意图
完成一个代谢周期要3~4个月

钙的吸收和代谢过程

（二）钙的摄入量

我国成人每日推荐的钙摄入量为 800mg，儿童为 600mg，绝经后的妇女和老年人每日钙的推荐摄入量为 1000～1500mg。一日三餐中的饮食，能提供 400～500mg 的钙，如果加上牛奶各种奶制品、豆制品等食物，一般能满足日需要钙量。如果饮食中的钙供给不足，尤其是绝经后的妇女和老年人，可予以钙剂补充。

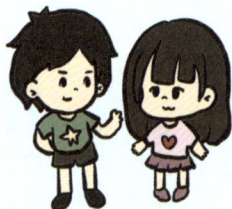

儿童每日推荐的钙摄入量为600mg　　成人每日推荐的钙摄入量为800mg

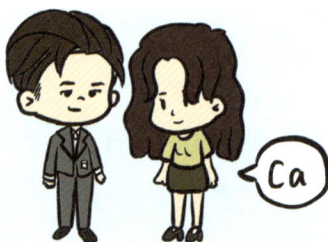

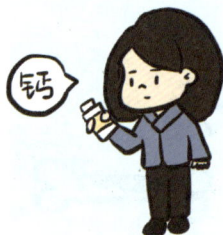

绝经后妇女和老人每日钙的推荐摄入量为1000～1500mg

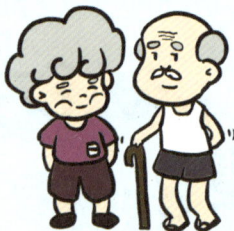

钙的摄入量

（三）钙剂分类

1. 无机钙。

2. 有机钙。

3. 氨基酸钙制剂和超微粉化碳酸钙制剂，其特点是吸收好、生物利用度高，对胃肠刺激小。

（四）补钙的原则

1.注意钙剂的服用时间，口服钙制剂以清晨和临睡前各服用1次为佳，如采取每日3次的用法，最好是于餐后1～1.5小时服用，以减少食物对钙吸收的影响。若选用含钙剂量高的制剂，如碳酸钙D_3颗粒，则以每晚睡前服用为宜。

2.阳光可参与制造维生素D；运动有助于保持骨骼强壮，也有益于钙剂和维生素D的吸收。

3.注意选用适宜钙剂量，钙在体内的吸收随着钙的摄入量增加而增加，但达到某一阈值后，摄入量增加，但钙的吸收并不同步增加。

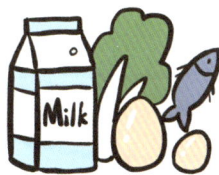

4.补钙要多吃含钙的食品，乳制品、豆类、鱼虾、榛子等干果、海带、木耳、香菇、芝麻酱以及许多绿色蔬菜等都是钙的良好来源。

5.补钙过程中还需到医院的专科门诊随访。

总之，骨质疏松患者在补钙前应先进行合理检查，制定合理的补钙方案，并进行有规律的专科随访，从而达到安全补钙的目的。

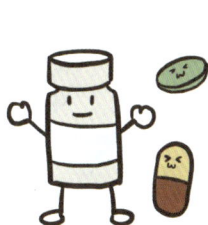

注意钙剂服用时间

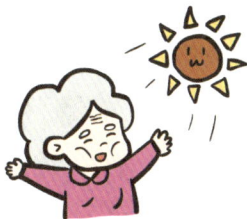

要多晒太阳

要多吃含钙食品

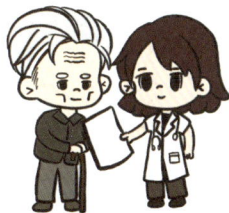

到专科门诊制定具体补钙方案

补钙的原则

三、骨质疏松的其他药物治疗

（一）骨量补充类药物

除了钙剂外，维生素 D 也是常用保护骨健康的添加剂。

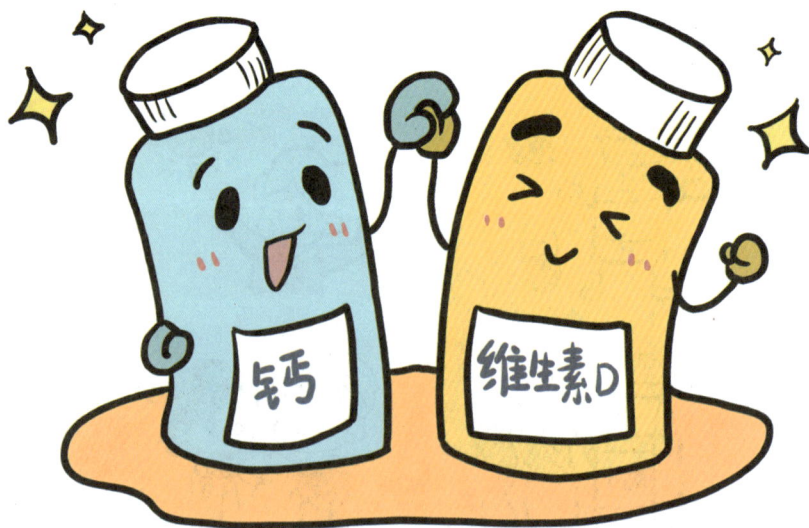

强强联合

钙剂与维生素 D

（二）骨吸收抑制剂

1. 双膦酸盐类。

2. 降钙素（CT）：降钙素是调节钙代谢，抑制甲状旁腺的激素之一。

3. 雌激素：补充雌激素，可抑制破骨细胞活性，减少破骨细胞数目，抑制骨转换。

4. 生物制剂。

5. 植物雌激素：植物雌激素类药物。

（三）促进骨形成的药物

1. 甲状旁腺激素（PTH）主要功能是直接作用于成骨细胞刺激骨骼形成，间接增加肠道对钙的吸收，增加肾小管对钙的重吸收和增强磷酸盐在肾脏的排泄，调节骨骼内钙的平衡，促进骨骼生成，降低骨折风险。

2. 他汀类药物。

3. 维生素 K 类药物。

（四）其他药物

锶盐。雷奈酸锶是新一代的抗骨质疏松药物，可同时作用于成骨细胞和破骨细胞，具有抑制骨吸收、促进骨形成的双重作用，可显著提高骨密度。

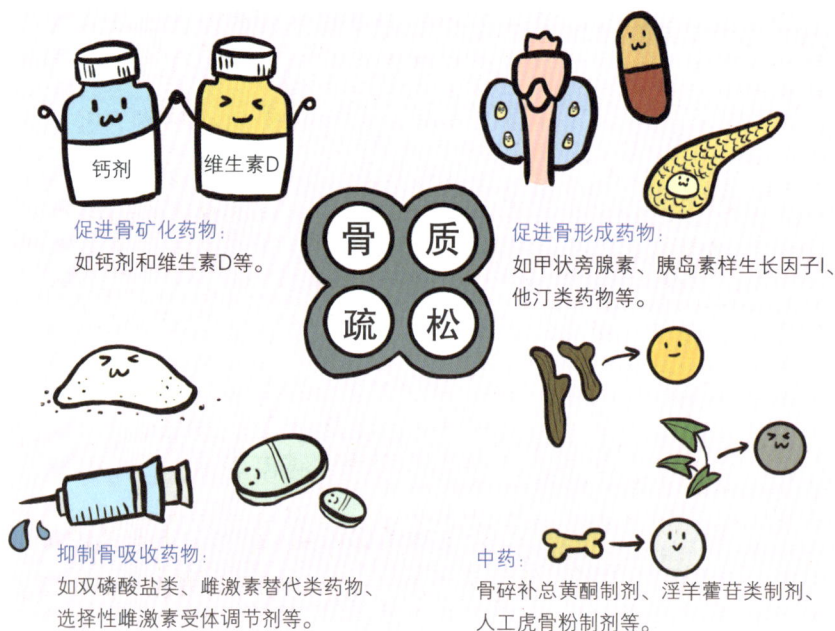

促进骨矿化药物：
如钙剂和维生素D等。

促进骨形成药物：
如甲状旁腺素、胰岛素样生长因子I、他汀类药物等。

抑制骨吸收药物：
如双磷酸盐类、雌激素替代类药物、选择性雌激素受体调节剂等。

中药：
骨碎补总黄酮制剂、淫羊藿苷类制剂、人工虎骨粉制剂等。

骨质疏松的药物治疗

（五）中草药

中草药治疗骨质疏松的效果也非常显著，在后面的章节中我们会做详细介绍。

第四章

骨质疏松的防治原则

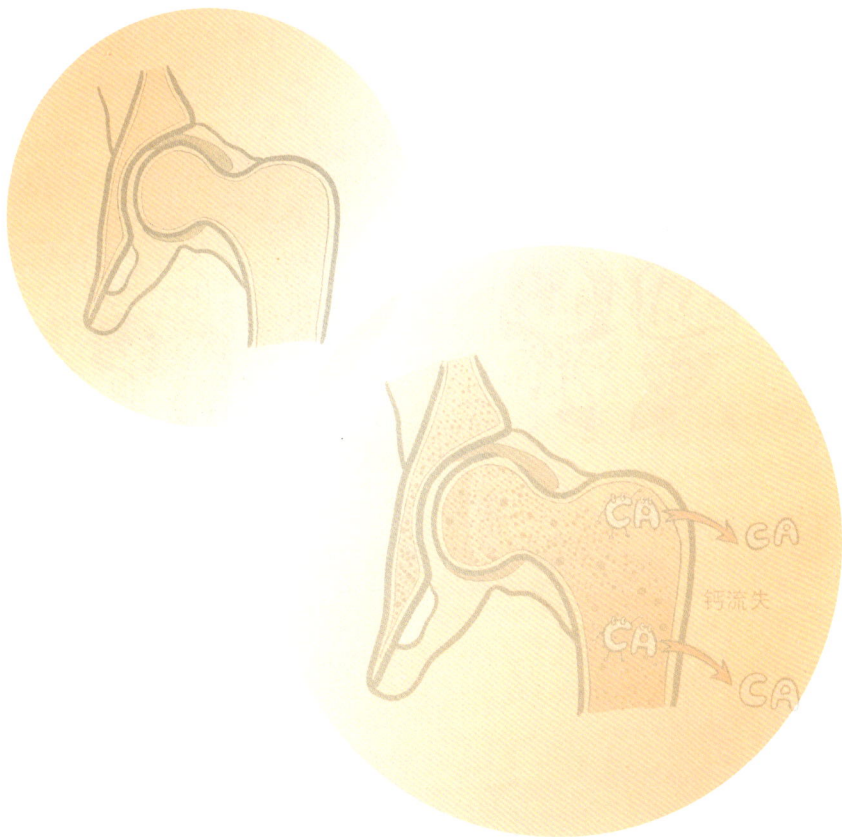

钙流失

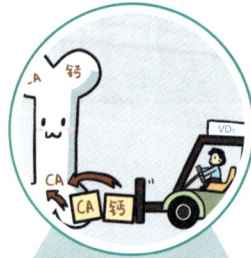

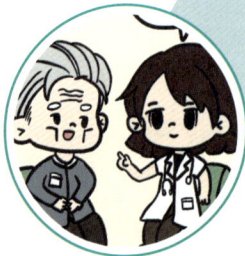

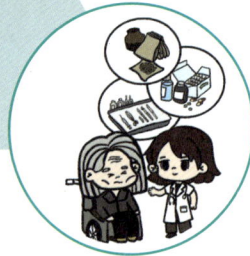

一、什么是骨质疏松的综合防治

目前，全球大约有 2 亿人患有骨质疏松。随着人口老龄化，骨质疏松患病率呈继续上升趋势，因其高发病率、死亡率和治疗费用高而成为全球性公共卫生问题。因此，预防骨质疏松的发生尤为重要，以"三级预防"作为骨质疏松的综合防治手段，对降低骨质疏松发病率，减少骨质疏松性骨折的发生意义重大。

（一）骨质疏松一级预防

应从儿童、青少年做起，如注意合理膳食营养，多食用含钙、磷高的食品，如鱼、虾、乳制品、骨头汤、鸡蛋、豆类、杂粮、绿叶蔬菜等。坚持科学的生活方式，如坚持体育锻炼，多接受日光浴，不吸烟、不饮酒，少喝咖啡、浓茶及碳酸饮料，少吃糖及食盐，动物蛋白也不宜过多，晚婚、少育，哺乳期不宜过长，尽可能保存体内钙质，丰富钙库，将骨峰值提高到最大值是预防生命后期骨质疏松的最佳措施。对有遗传基因的高危人群，重点随访，早期防治。

（二）骨质疏松二级预防

人到中年，尤其妇女绝经后，骨丢失量加速进行。此时期应每年进行一次骨密度检查，对骨量快速减少的人群，应及早采取防治对策。近年来欧美各国多数学者主张妇女在绝经后 3 年内即开始长期雌激素替代治疗，同时坚持长期预防性补钙，以安全、有效地预防骨质疏松。

（三）骨质疏松三级预防

对退行性骨质疏松患者应积极接受抑制骨吸收（雌激素、CT、Ca）、促进骨形成（活性维生素 D）的药物治疗，还应加强防摔、防颠等措施。中老年骨折患者应积极手术，实行坚强内固定，早期活动，给予体疗、理疗、心理、营养、补钙、遏制骨丢失、提高免疫功能及整体素质等综合治疗。

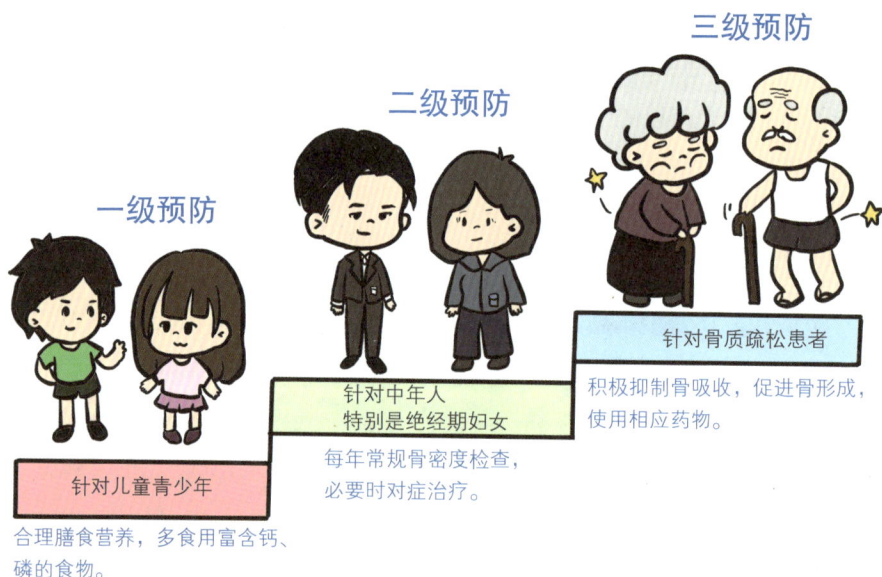

三级预防

二级预防

一级预防

针对骨质疏松患者

积极抑制骨吸收，促进骨形成，使用相应药物。

针对中年人
特别是绝经期妇女

每年常规骨密度检查，必要时对症治疗。

针对儿童青少年

合理膳食营养，多食用富含钙、磷的食物。

骨质疏松的三级预防

二、为什么说骨质疏松的预防比治疗更重要

中国已步入老龄化社会，骨质疏松也随之成为重要的健康问题之一。生活方式的变化，加上运动量日益减少，骨质疏松这一原本属中老年群体的疾病，开始呈年轻化趋势发展，成为最常见的慢性疾病之一，公众亟须消除认知误区，提高健康水平。而骨质疏松的早期临床表现不易察觉，患者经常会因此而延误治疗，多数高危患者没有监测骨密度，更没有采取早期干预。因此，预防措施做到位，比后期发生骨质疏松再干预更加有意义。

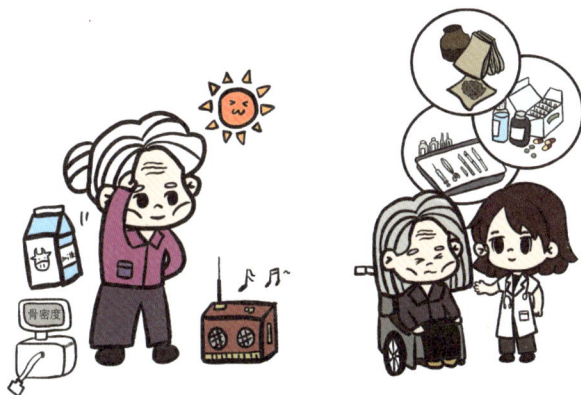

多晒太阳、适当运动、定期骨密度检查，阻止骨质疏松恶化。

骨质疏松严重时，须住院、吃药、手术等，苦不堪言。

对于骨质疏松，预防比治疗更重要

三、预防骨质疏松，为什么单纯补钙效果不好

　　钙的代谢是破骨细胞和成骨细胞起作用的结果，单纯补钙效果并不好。骨质疏松患者体内破骨细胞的作用超过了成骨细胞的作用，此时补钙，就像获得了修补墙壁用的水泥，而药物就像是泥瓦匠，将钙"砌到墙壁"里，因此只有将药物与补钙相结合，才能取得良好疗效。

　　1. 单纯的钙，在没有载体的作用下是不能够进入人体被吸收的，这个载体相当于小推车，这个小推车就是维生素 D_3（简称 $VitD_3$、VD_3）。

　　2. 如果机体缺乏维生素 D 而只是补钙，那么它的吸收利用效果不是特别好。在补钙的同时不要忽视补充维生素 D。

　　3. 只要有足够的日光照射，人体就会自动合成维生素 D，来帮助钙质的吸收。哪怕我们服用的是不含维生素 D 的单纯钙剂，同样可以被吸收利用。

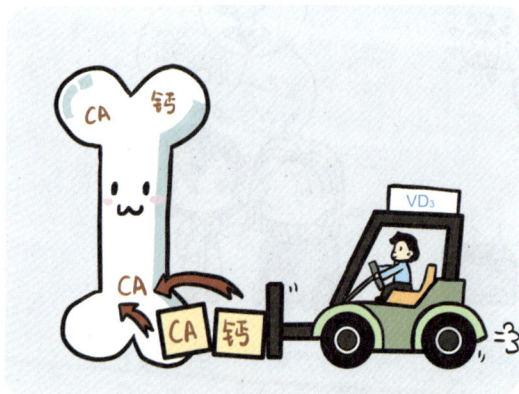

维生素 D_3 促进人体钙的吸收

四、补钙等于治疗骨质疏松吗

那么解决了钙剂吸收之后，就万事大吉了吗？不！骨质疏松不仅仅是因为缺钙，其他原因或诱因还有很多。

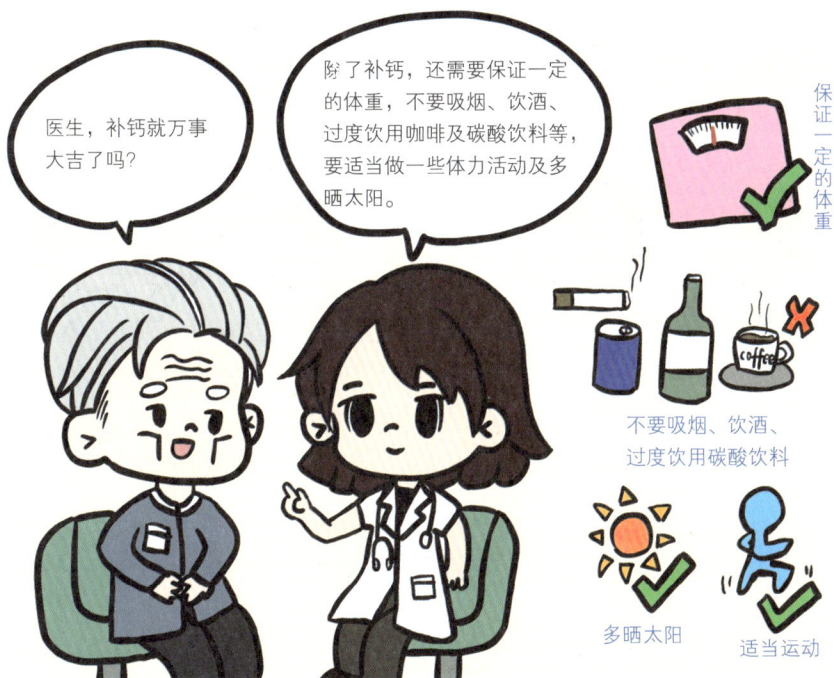

预防骨质疏松，还要注意改变不良生活习惯1

　　体内性激素水平降低、缺乏体力活动和身体锻炼，都是造成骨质疏松的原因。因此治疗骨质疏松单靠补钙是远远不够的，治疗时需要注意以下几点：

　　1. 戒烟、酒、咖啡。

　　2. 多进行户外运动。

　　3. 患有继发性骨质疏松，先去除病因。

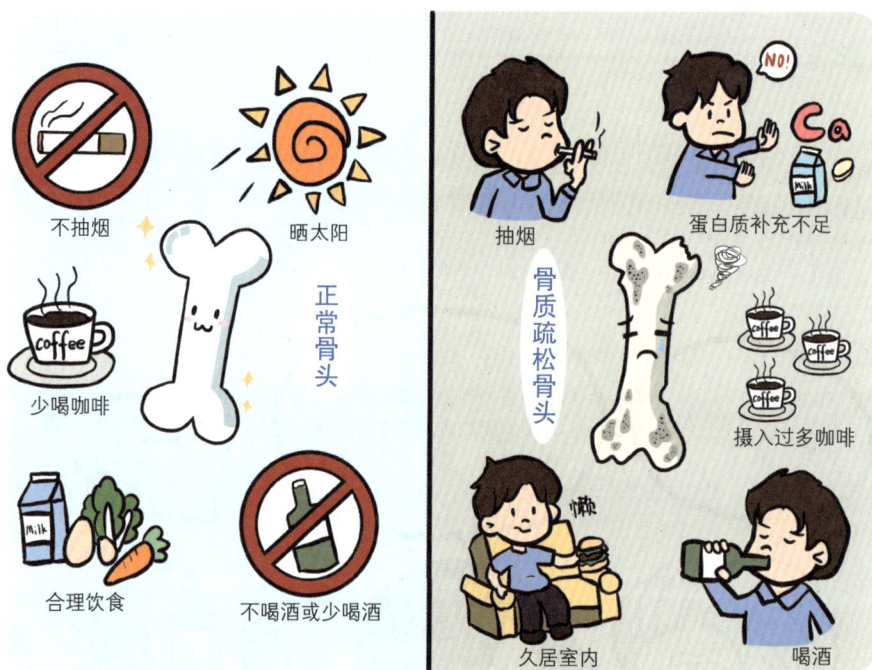

不抽烟　　　　晒太阳

少喝咖啡　　　正常骨头

合理饮食　　　不喝酒或少喝酒

抽烟　　　　　蛋白质补充不足

NO!

骨质疏松骨头

摄入过多咖啡

久居室内　　　喝酒

预防骨质疏松，还要注意改变不良生活习惯 2

第五章

骨质疏松的运动康复

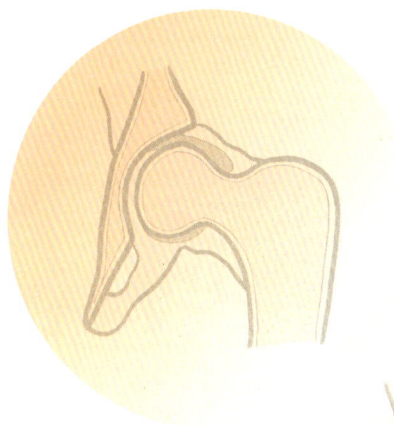

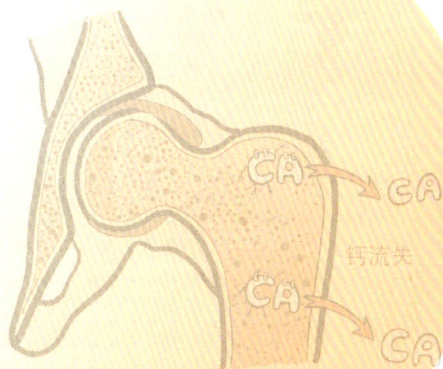

钙流失

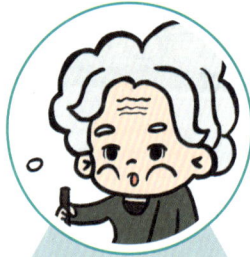

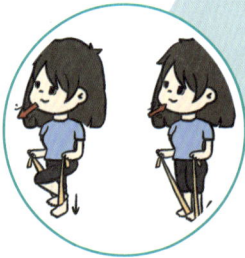

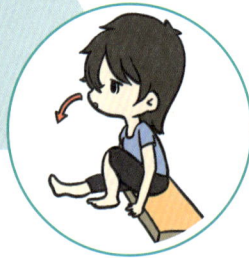

一、骨骼有哪些与运动有关的生物力学特性

骨骼的生物力学特性与骨质疏松的发生、发展和骨质疏松的治疗（尤其是运动疗法）关系密切。

（一）骨应力适应性规律

骨的功能是承受运动时骨组织的应力负荷应变，骨骼具有适应这些功能需要的能力。这一能力强调功能运动产生确定的骨骼形态。

（二）骨骼的生理物理需要与骨应力相关

骨结构除了使骨的轴向破坏危险性最小化之外，骨骼横切面形态力求使骨适应因弯曲而造成的骨折危险性最小化。骨骼适应其生物物理需要，人类骨骼在身体不同部位的不同形状、结构特点与骨骼在该部位的生物物理功能相适应。

（三）骨应力决定骨塑形

对发育期骨病后的骨骼形态观察发现，运动减少的肢体在成年后骨骼的外形、横径、皮质厚度会发生明显的改变。脊髓灰质炎后遗症患者就是一个典型的例子。

（四）骨应力决定骨重建

　　骨的塑性到成年阶段基本结束，而骨重建则重复持续终身。成年人骨骼在一生中破骨细胞和成骨细胞在骨表面同一部位相继进行活动，如果被破骨细胞吸收的陷窝未被填满，形成的新骨骨量少于被吸收的骨量（即发生负平衡），就会发生骨质疏松。骨质疏松引起的骨的力学强度下降，骨的力学强度与骨的矿物质含量和骨的内部结构有关。

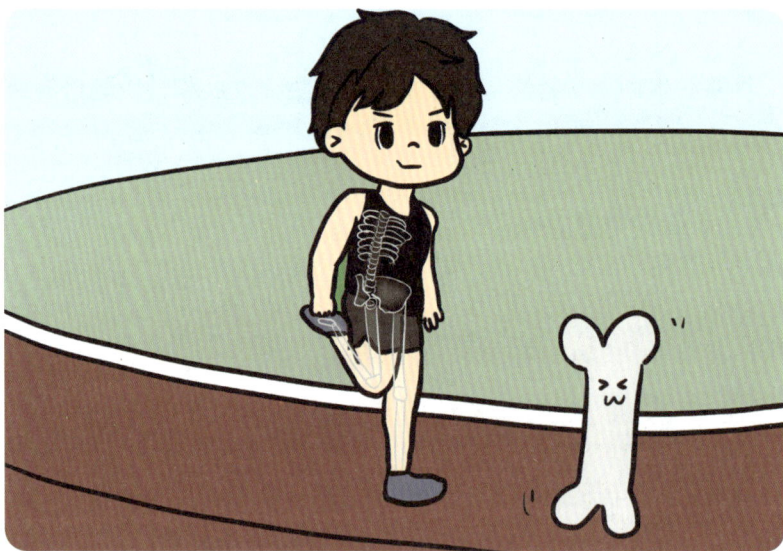

适量运动有助于骨骼健康

二、为什么运动不足与骨质疏松关系密切

力学刺激的减少，不仅会增加骨吸收，而且还会减少骨形成，最终造成骨量减少。运动不足具体可通过对骨骼、关节和肌肉等方面的影响造成或促进形成骨质疏松。

（一）运动不足对骨骼有什么影响

骨代谢主要依赖于日常活动产生的加压与牵拉，并由此而影响骨的形态和密度，长期运动不足，尤其是长期卧床、制动，可使骨骼产生一系列基本变化，开始时为骨吸收速率加快，随后不久，骨吸收速率减缓但持续时间很长。

（二）运动不足对关节有什么影响

运动不足可造成关节软骨和关节囊变化，并逐渐产生关节囊挛缩，最终形成退行性关节病。

（三）运动不足对肌肉有什么影响

运动不足可导致肌力下降以及肌肉容积下降，严重者可出现明显的肌肉萎缩。

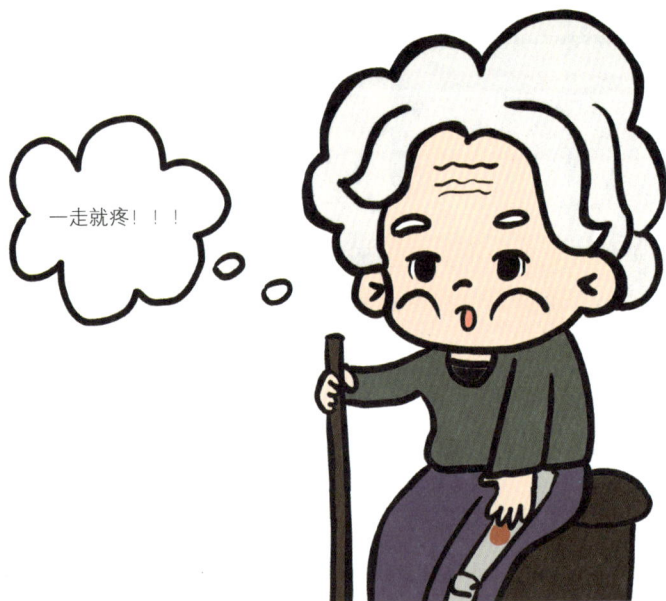

长期运动不足与骨质疏松关系密切

三、为什么更提倡老年骨质疏松患者 进行户外运动锻炼

运动疗法训练可防治骨质疏松已成为不争事实，但是运动疗法训练只有与同时补钙相结合，效果才能更加显著。

这主要来自两个方面的考虑：

1. 户外紫外线照射可获取维生素 D，有助于钙的吸收。

2. 户外运动锻炼的形式多为承重运动。

老年人户外运动锻炼大多为可使四肢、脊柱骨骼处于承重状态的大肌肉群介入的运动，如慢跑、散步、打太极拳、跳舞或韵律操等。这些骨骼处于承重状态的运动有助于骨骼强壮，减缓骨丢失，降低跌倒及骨折的风险。

四、骨质疏松患者如何运动训练

骨质疏松的康复治疗，我们可以进行以下适宜的运动训练。

（一）下肢力量训练

下肢力量训练可以增加下肢肌肉力量及稳定性；主要包括：弹力带站姿提踵、弹力带腿下压、弹力环坐姿提踵、弹力带勾脚尖、弹力带半蹲、弹力环腿伸展、弹力环提膝以及弹力环髋外展。

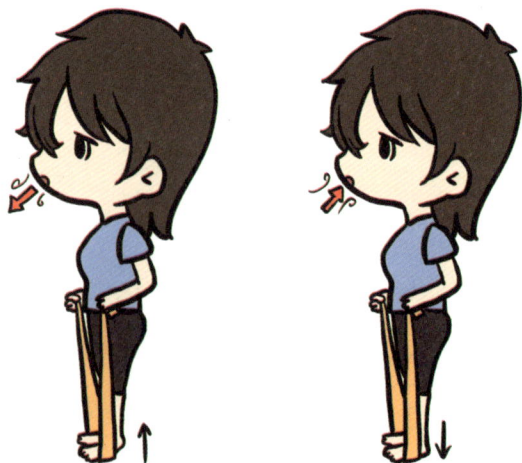

1. 弹力带站姿提踵

开始姿势：

◆ 弹力带固定在双脚下，双手握紧弹力带末端置于体侧。

◆ 双脚与肩同宽站立，脚尖朝前，双膝微屈。

◆ 背部挺直，收紧腹部，肩膀往后往下。

弹力带站姿提踵

训练方法：

● 呼气，踩住弹力带往上提起脚跟。

● 吸气，缓慢回到开始姿势。

● 10～15 次为 1 组，重复 2～3 组。

2. 弹力带腿下压

开始姿势：

◆ 左脚踩于弹力带中端，双手握紧弹力带末端，屈肘成 90°。

◆ 右脚单脚站立，提左膝至大腿与地面平行。

◆ 背部挺直，收紧腹部，肩膀往后往下。

训练方法：

● 呼气，将左脚向下用力踏，接触于地面。

● 吸气，缓慢回到开始姿态。

● 10～15 次为 1 组，重复 2～3 组。

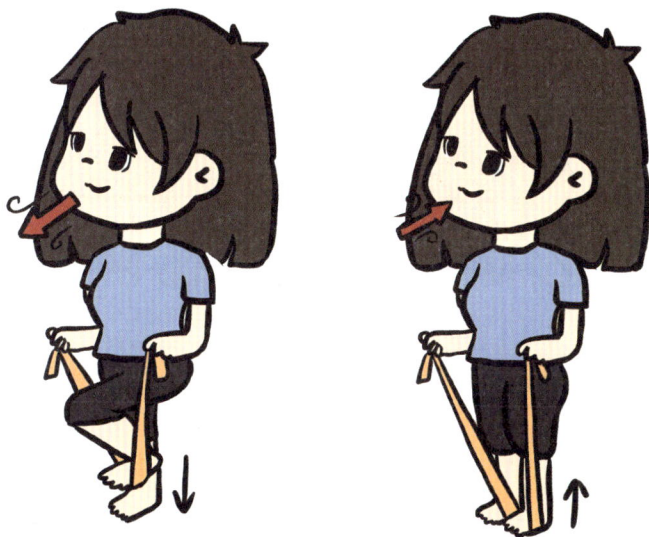

弹力带腿下压

3. 弹力环坐姿提踵

开始姿势:

◆ 弹力环套在左膝上,底端固定于左前脚掌。

◆ 坐在凳子上,左膝屈成 90°。

◆ 背部挺直,收紧腹部,肩膀往后推下。

训练方法:

● 呼气,踩住弹力环往上提起脚跟。

● 吸气,缓慢回到开始姿态。

● 10~15 次为 1 组,重复 2~3 组。

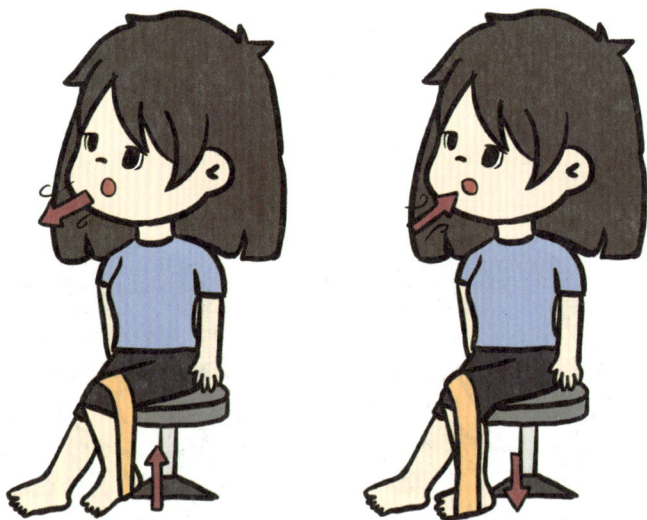

弹力环坐姿提踵

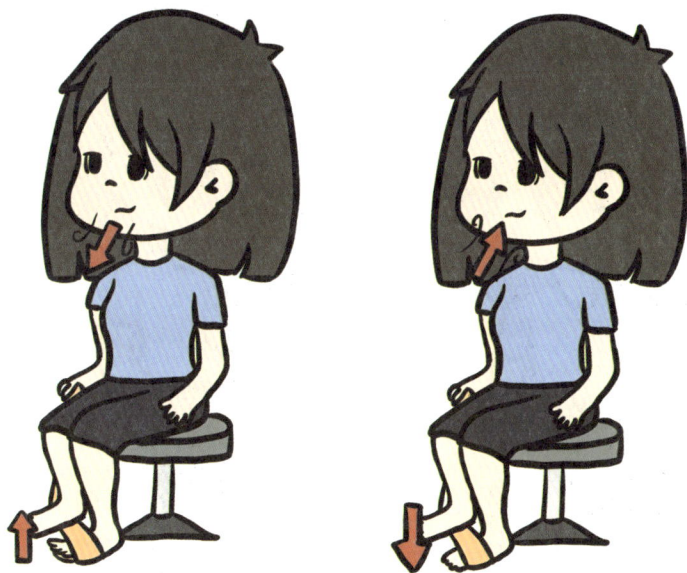

4. 弹力带勾脚尖

开始姿势：

◆ 弹力带套在左脚上，右脚踏住固定，右手在膝关节位置握住弹力带。

◆ 背部挺直，收紧腹部，肩膀往后往下。

训练方法：

● 呼气，向上勾左脚尖。保持 3～5 秒。

● 吸气，缓慢回到开始姿态。

● 10～15 次为 1 组，重复 2～3 组。

弹力带勾脚尖

5. 弹力带半蹲

开始姿势：

◆ 弹力带中端固定于脚下，双手握紧弹力带末端置于体侧。

◆ 双脚与肩同宽成半蹲姿势站立，上身稍微前倾。

◆ 背部挺直，收紧腹部，肩膀往后往下。

训练方法：

● 呼气，伸直双脚至身体直立。

● 吸气，缓慢回到开始姿态。

● 10～15 次为 1 组，重复 2～3 组。

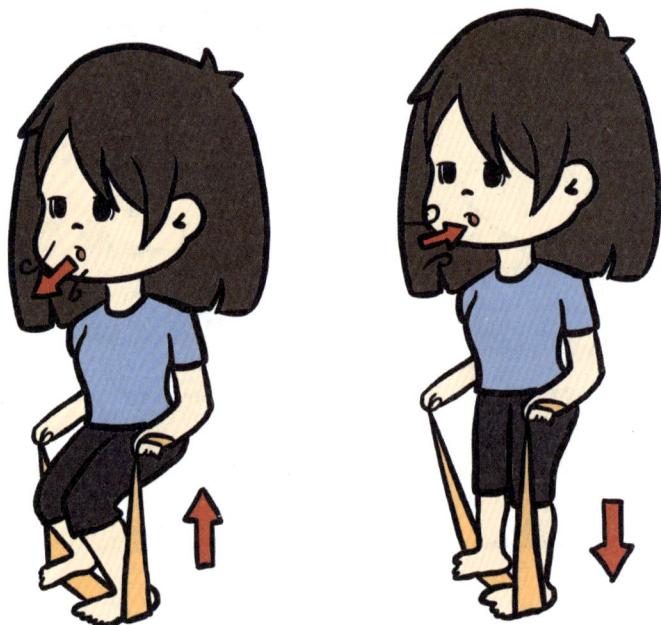

弹力带半蹲

6. 弹力环腿伸展

开始姿势：

◆ 弹力环套在左脚下，另一端套在右脚踝关节处。

◆ 坐在凳子上，双腿膝屈成 90°。

◆ 背部挺直，收紧腹部，肩膀往后往下。

训练方法：

● 呼气，右脚向正上方抬起，伸直右腿。

● 吸气，右脚缓慢下落但不要触及地面。

● 10～15 次为 1 组，重复 2～3 组。

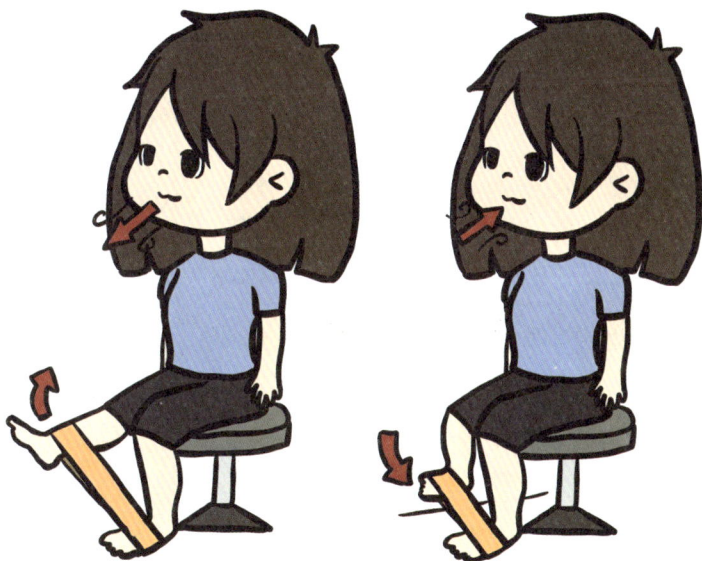

弹力环腿伸展

7. 弹力环提膝

开始姿势：

◆ 弹力环一端套在右脚，另一端套在左膝上方。

◆ 坐在凳子上，双腿屈膝，大腿与地面平行。

◆ 背部挺直，收紧腹部，肩膀往后往下。

训练方法：

● 呼气，左腿向上用力提起左膝。

● 吸气，缓慢向下但不要触及地面。

● 10～15 次为 1 组，重复 2～3 组。

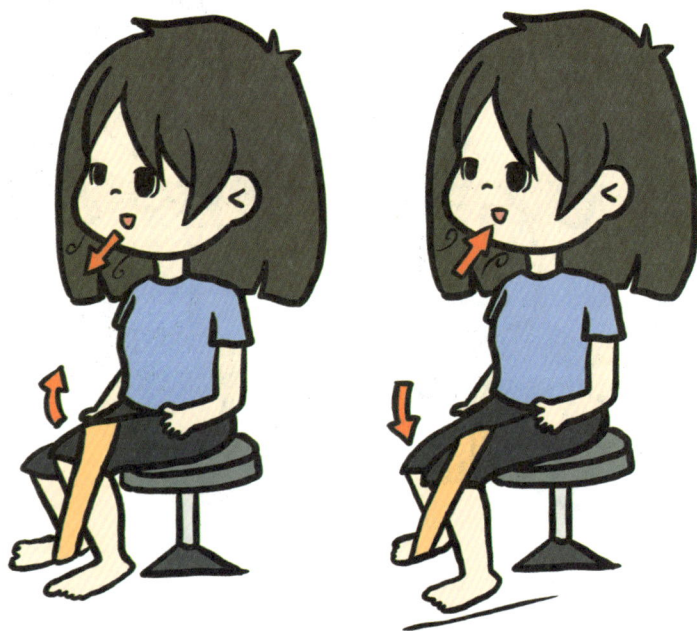

弹力环提膝

8. 弹力环髋外展

开始姿势：

◆ 弹力环套在双腿膝关节上方。

◆ 仰卧在垫子上，屈髋屈膝，双手平放于体侧。

◆ 收紧腹部，肩膀往下。

训练方法：

● 呼气，臀部用力，双腿分开。

● 吸气，缓慢回到开始姿态。

● 10~15 次为 1 组，重复 2~3 组。

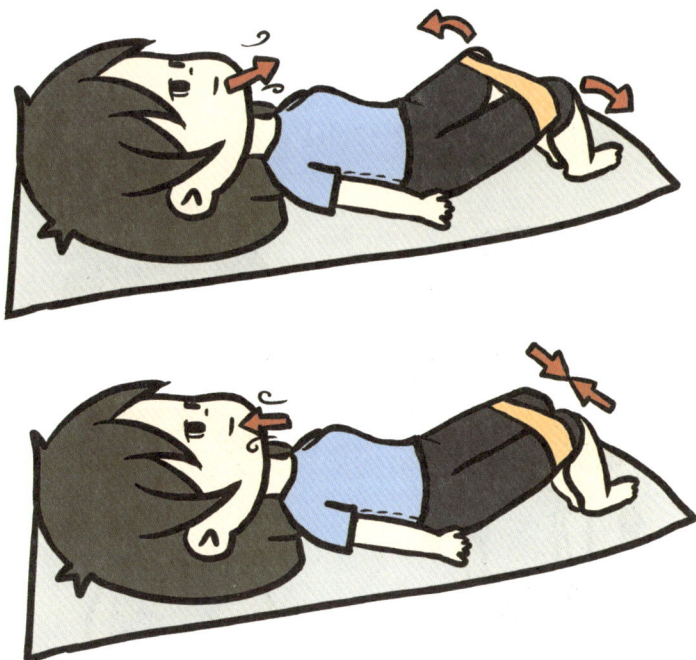

弹力环髋外展

（二）平衡训练

平衡训练可以增强身体的协调性和平衡能力；主要包括平衡软榻半蹲、平衡软榻站姿躯干转动、平衡软榻单腿站立、平衡软榻站姿抛球以及平衡软榻单腿站姿传球。

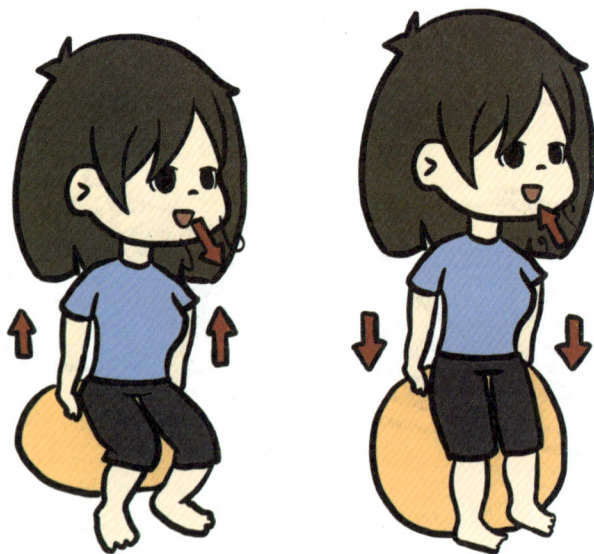

1. 平衡软榻半蹲

开始姿势：

◆ 坐在训练球上，上身稍微前倾。

◆ 双脚与肩同宽，脚踏在平衡软榻上。

◆ 背部挺直，收紧腹部，肩膀往后往下。

训练方法：

● 呼气，蹲起至臀部离开健身球。

● 吸气，缓慢回到开始姿态。

● 10～15 次为 1 组，重复 2～3 组。

平衡软榻半蹲

2. 平衡软榻站姿躯干转动

开始姿势：

◆ 双脚与肩同宽，站立于平衡软榻上。

◆ 直臂持软式重力球于体左前方，目视软式重力球。

◆ 背部挺直，收紧腹部，肩膀往后往下。

训练方法：

● 呼气，躯干转向左前方，保持目视软式重力球。

● 吸气，缓慢回到开始姿态。

● 10~15次为1组，重复2~3组。

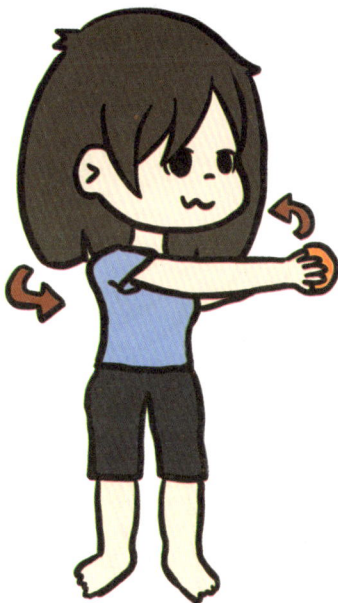

平衡软榻站姿躯干转动

3. 平衡软榻单腿站立

开始姿势：

◆ 双脚与肩同宽，站立于平衡软榻上。

◆ 双手交叉置于肩并与地面平行。

◆ 背部挺直，收紧腹部，肩膀往后往下。

训练方法：

● 抬起左膝，大腿与地面平行。

● 均匀呼吸，保持单腿站立姿势。

● 保持 10～15 秒，重复 2～3 次。

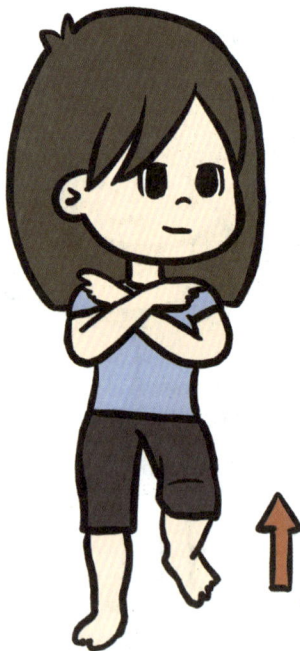

平衡软榻单腿站立

4. 平衡软榻站姿抛球

开始姿势：

◆ 双脚与肩同宽，站立于平衡软榻上。

◆ 右手持软式重力球置于右肩上方，左手置于左肩上方。

◆ 背部挺直，收紧腹部，肩膀往后往下。

训练方法：

● 将球来回抛于双手之间。

● 10~15 次为 1 组，重复 2~3 组。

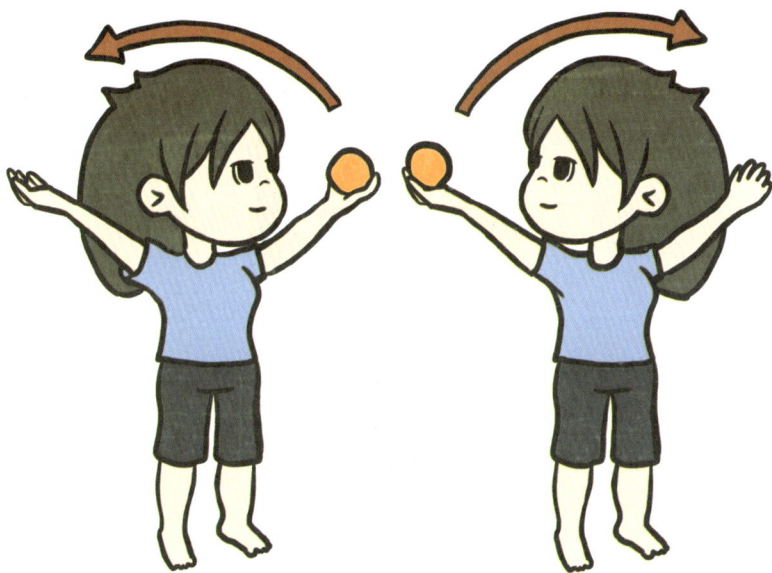

平衡软榻站姿抛球

5. 平衡软榻单腿站姿传球

开始姿势：

◆ 双脚与肩同宽，站立于平衡软榻上。

◆ 左手持软式重力球置于体侧。

◆ 背部挺直，收紧腹部，肩膀往后往下。

训练方法：

● 向上提起左膝，同时将球从大腿下方传给右手。

● 保持左腿不动，然后右手在大腿上方传球给左手。

● 10～15次为1组，重复2～3组。

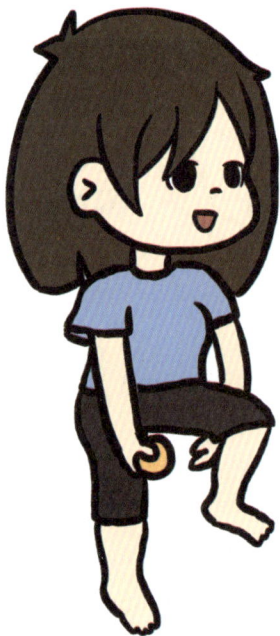

平衡软榻单腿站姿传球

注意事项：

进行训练时，须有家人陪同，能随时提供保护。若平衡能力较弱，可在平地进行。

（三）拉伸训练

拉伸训练，可以拉伸肌肉，增加肌肉弹性及关节活动幅度；主要包括臀肌拉伸和腘绳肌拉伸。

1. 臀肌拉伸

开始姿势：

◆ 平躺在垫子上。

◆ 保持左腿伸直，右腿屈髋屈膝，双手抱于右大腿。

训练方法：

● 将右膝尽量拉至胸部前方。

● 保持 10～15 秒，重复 2～3 次。

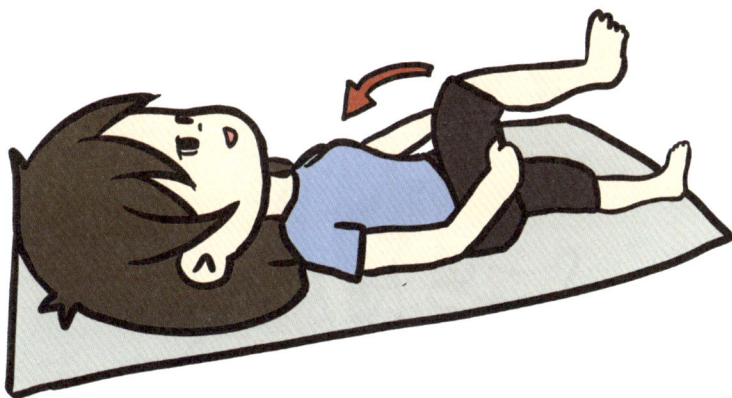

臀肌拉伸

2. 腘绳肌拉伸

开始姿势：

◆ 坐在平衡软榻上，右腿伸直。

◆ 左腿屈膝，左脚平放在右大腿内侧。

训练方法：

● 背部挺直，上身尽量向前倾。

● 您会感觉大腿后侧肌肉有拉伸感觉。

● 保持 10～15 秒，重复 2～3 次。

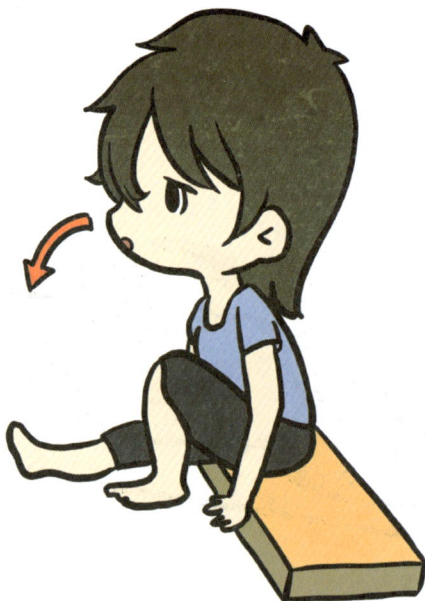

腘绳肌拉伸

五、压缩性骨折患者如何运动训练

对于压缩性骨折患者目前多倾向于采用垫枕练习法治疗。

练功的进展速度，因伤势、体质及精神状态而略有区别，但都必须争取在伤后 3~6 周以内进行；即骨折畸形愈合之前完全达到治疗要求。练功要做到早期、坚持、循序渐进。伤后患者若无休克等并发症，在全身状态允许情况下，一般在伤后 1~2 天内即要教会患者练功。

（一）五点支撑

患者仰卧于木板床上，用头部、双肘及双足撑起全身，使背部尽力腾空后伸。

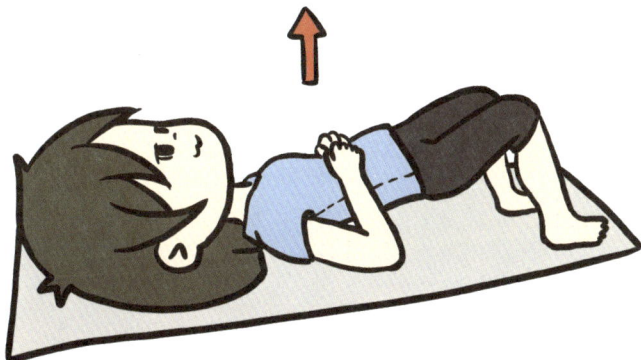

五点支撑

（二）三点支撑

患者仰卧于木板床上，双臂置于胸前，用头部及双足撑起全身，使之腾空。

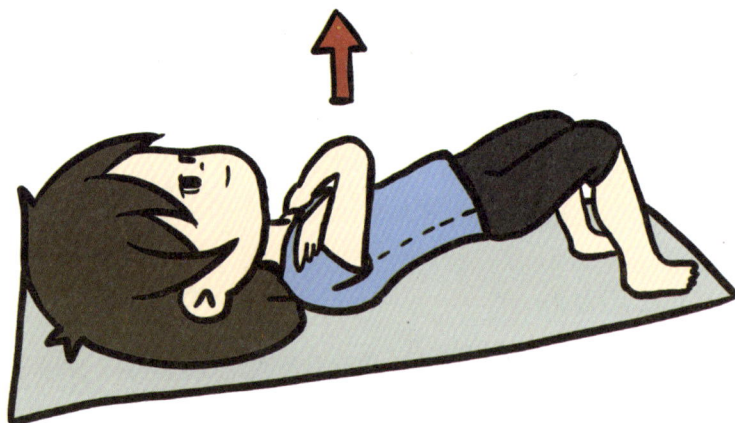

三点支撑

（三）拱桥支撑

患者仰卧于木板床上，双手及双足撑起全身呈拱桥状。

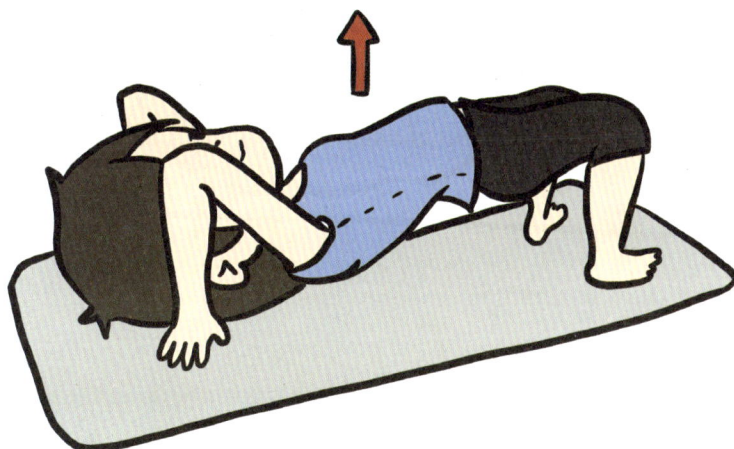

拱桥支撑

（四）飞燕点水

此动作患者采取俯卧，先是上肢后伸，头与背部尽量后仰，而后下肢尽量并拢后伸，全身翘起，仅腹部着床，呈一弧形。

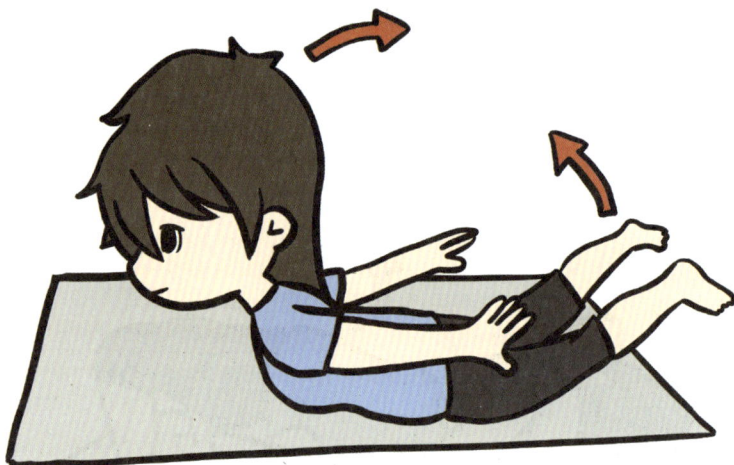

飞燕点水

以上动作的文字，参考国家体育总局体育居家锻炼（全年龄方案）；建议在专业人士及家属陪同下进行。

第六章

骨质疏松的居家自我防治

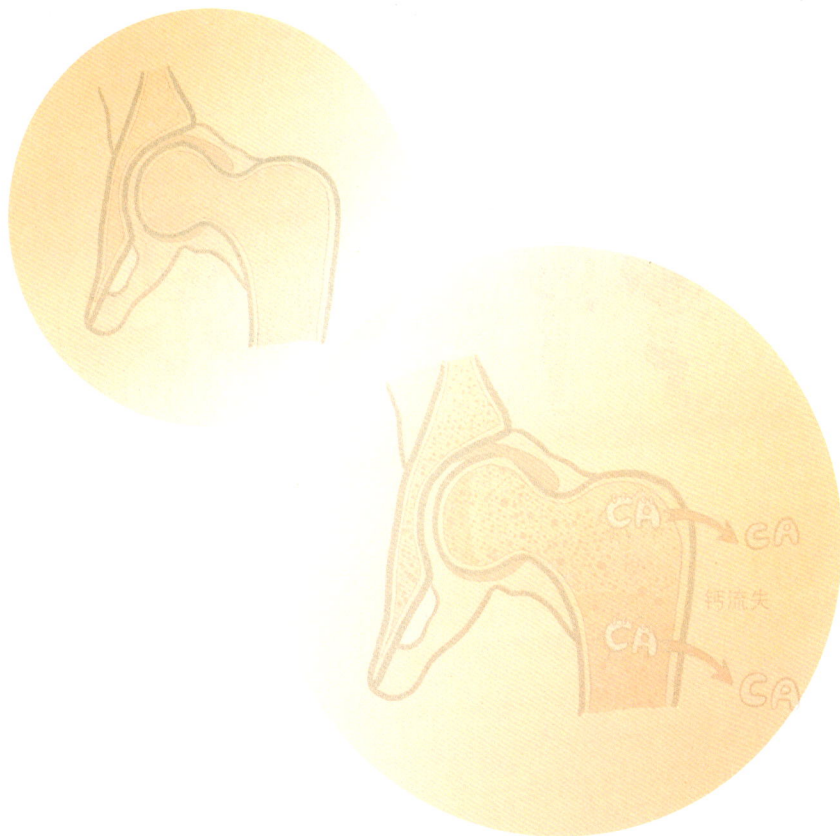

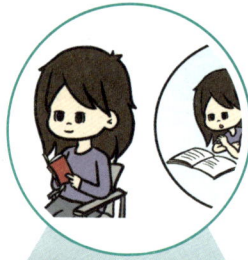

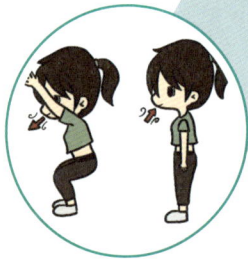

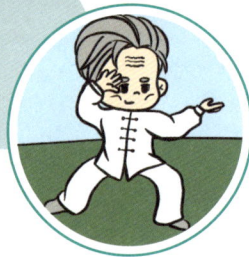

一、骨质疏松的居家非药物治疗

骨质疏松的非药物治疗主要是改变生活方式，通过改变不良的生活方式来预防和缓解骨质疏松的发生和发展。老年人要做到戒烟、戒酒、多运动、合理膳食、均衡营养、并保持正确的姿势。为了保持良好的脊柱和关节健康，预防骨质疏松及其并发症，请在生活中按照以下方式去做。

（一）拿东西时要下蹲

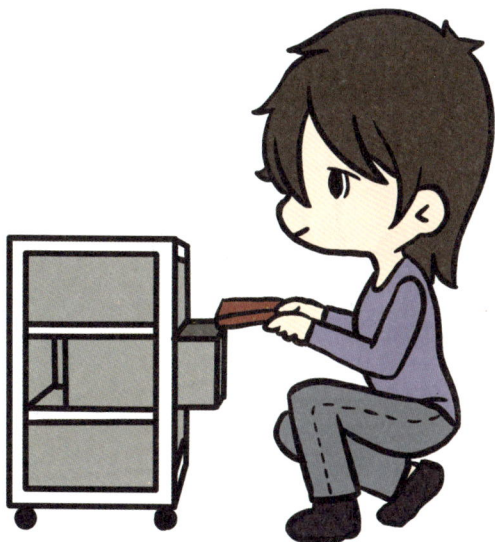

拿东西时要下蹲

（二）扫地时脊背要挺直

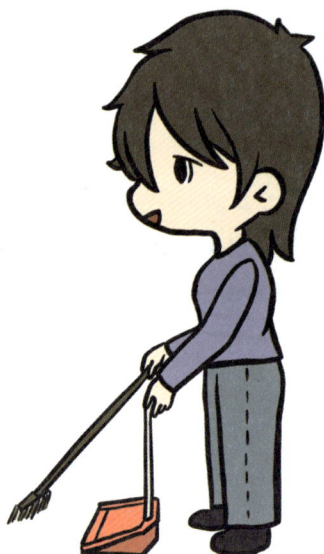

扫地时脊背要挺直

（三）膝盖弯曲侧躺睡觉

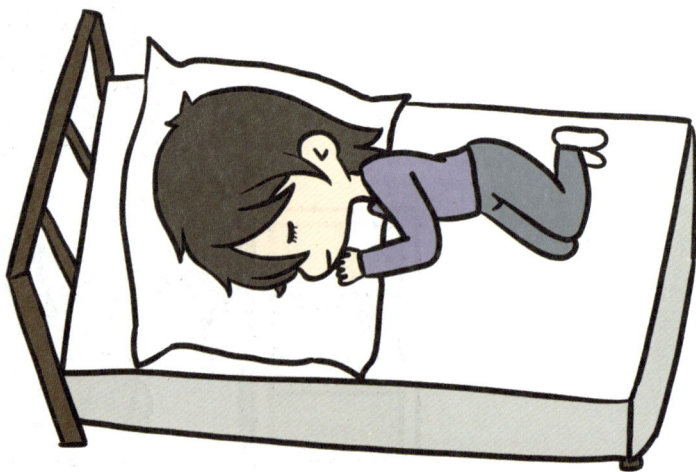

膝盖弯曲侧躺睡觉

（四）洗脸时双膝弯曲，保护脊柱健康

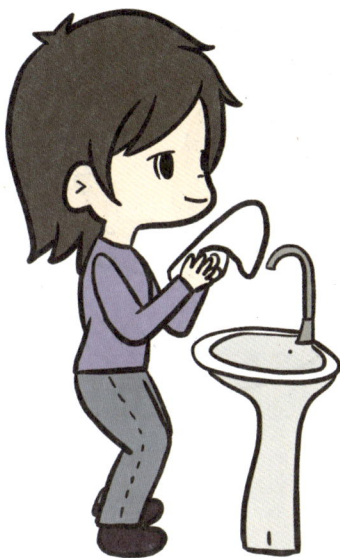

洗脸时双膝弯曲，保护脊柱健康

（五）坐椅子时腰背挺直

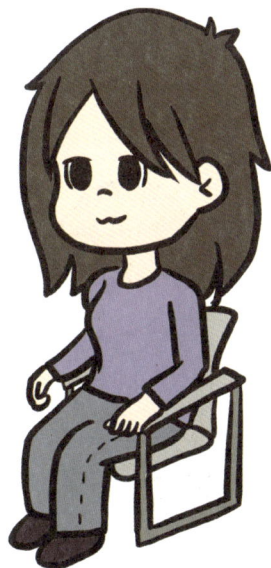

坐椅子时腰背挺直

（六）坐着而不是趴着看书

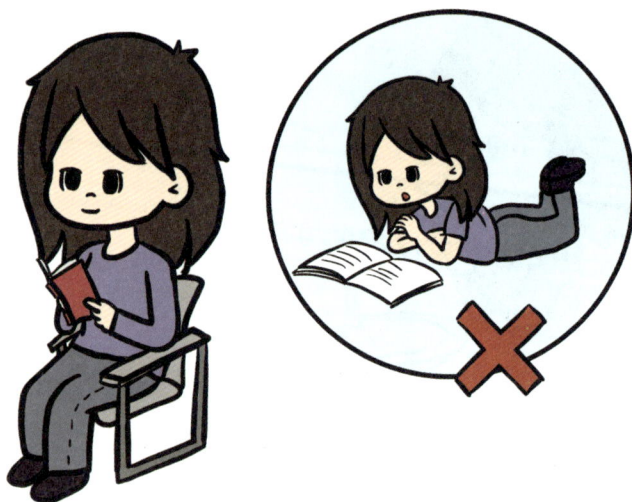

坐着而不是趴着看书

（七）坐着看电视或电脑而不是躺着

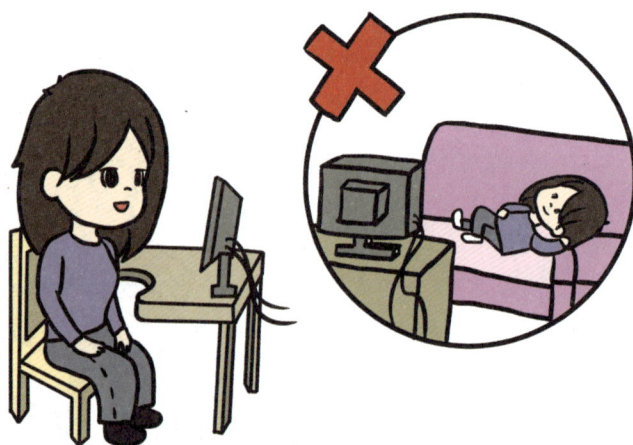

坐着看电视或电脑而不是躺着

二、预防跌倒的居家安全防护

据美国医学专家统计，跌倒是 75 岁以上女性死因的第 2 位和 75 岁以上男性死因的第 4 位，更是 85 岁以上老年人死因之首。由于老年人机体日渐衰退、反应迟钝、平衡力降低等原因，很容易导致跌倒；此外，老年人大部分都有骨质疏松，跌倒很容易发生骨折。

（一）什么原因导致老年人跌倒

1. 对环境生疏。

2. 视力减退。

3. 患心血管疾病。

4. 步态失调。

5. 药物影响：部分老年人患有某种慢性疾病，需长期服药治疗，如高血压病人服降压药过量；糖尿病患者使用胰岛素、口服降糖药可出现低血糖反应；失眠老人服安眠药等，均可引起跌倒。

6. 其他原因：老年人跌倒还发生在酒后，特别是醉酒后。热水洗澡时间较长、较长时间卧床、大便久蹲后突然改变体位，可引起短暂性脑缺血而发生跌倒。

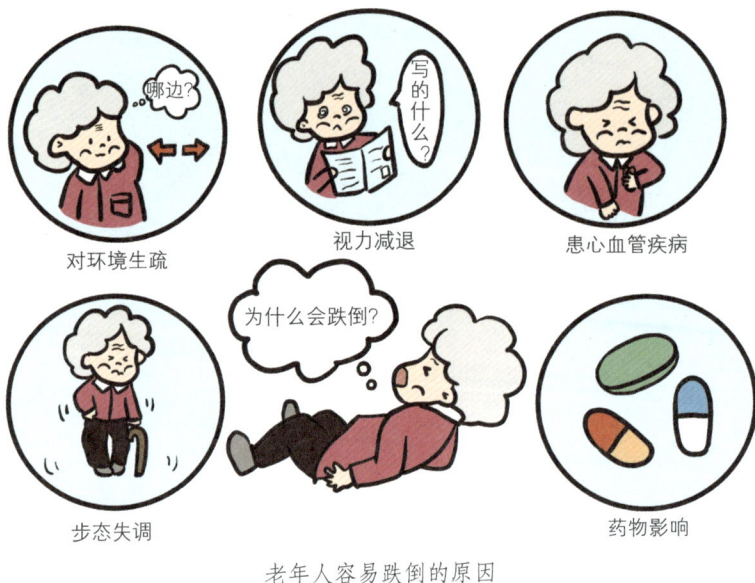

对环境生疏   视力减退   患心血管疾病

步态失调   药物影响

老年人容易跌倒的原因

（二）有什么措施可以预防老年人跌倒

1. 老年人衣着要合身，过于宽大的衣服容易挂住其他物品而引起跌倒。

2. 座椅要有靠背和扶手，还要宽阔、厚重和结实一些，放置要稳固，以确保老年人坐下和站立时不发生晃动。

3. 老年人体位改变不要过快。老年人的循环系统较弱，突然改变体位容易形成脑部缺血而发生昏迷。如睡觉醒来，不要急于站起来，应先在床上活动一下，或坐在床沿几分钟后再慢慢站起，特别是晚上醒来如厕时更要注意。平时在做坐、立、蹲等动作时要慢慢来，久蹲或久坐后站立时要小心，最好分两步完成，即先扶支撑物或抓住椅子扶手一会儿，再慢慢站起来。

4. 老年人要避免攀高取物，一定要取时，应用稳固的椅子或矮梯子，切勿使用凳子或折椅，以确保安全。

三、日常起居的正确姿势

骨质疏松最严重的后果是骨折。患者可因剧烈咳嗽或汽车的颠簸而发生骨折，严重者甚至在日常生活中轻轻一碰、一扭都会发生骨折，并可引起瘫痪。

正确的日常生活姿势可有效减少骨质疏松患者骨折的发生，日常的生活姿势主要有卧姿、坐姿、站姿。

（一）何种卧姿合适

板床加硬褥，枕头托颈椎，腰背平直伸。

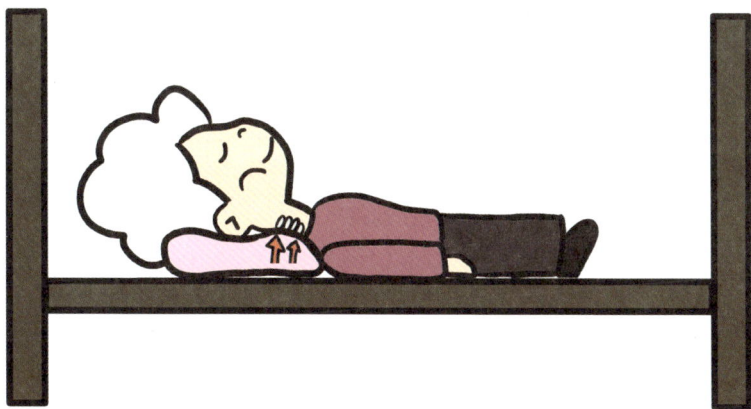

（二）何种坐姿合适

挺腰收颈，双脚触地，椅高及膝。坐姿如果不正确，除了看起来没精神外，也容易腰酸背痛，甚至影响脊椎，压迫神经。正确的坐姿，除了应该遵循技巧摆放双腿外，还应时常保持上半身挺直的姿势，也就是颈、胸、腰都要保持平直。

（三）何种站姿合适

耳垂与颈部垂直，肩膀向后伸展，挺腰收腹。

四、骨质疏松患者的日常保健运动

（一）健骨操

首先进行调息：吸气，双臂从身体两侧向上，呼气，自然下摆，重复四次深而缓慢的呼吸。调息后，进入正式动作：

1. 第一节：生根发芽

（1）动作：①双腿并拢，脚尖朝前，吸气。②呼气，屈膝下蹲，双臂从身体前侧上举过头顶。③吸气，起身还原。

（2）作用：锻炼骨骼关节稳定支撑能力，提升肩、髋、膝、踝关节的排列协调能力。

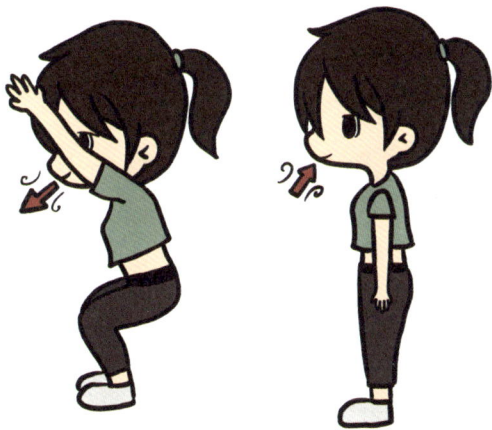

健骨操第一节：生根发芽

2. 第二节：培土固根

（1）动作：①左脚向正前方弓步迈出，双臂前平举，右膝可弯曲以保持平衡。②从髋部折叠，上身前屈，双手轻触左脚两侧地面。③上身回正。④左脚回撤，手臂落回。

（2）作用：锻炼骨骼关节行走支撑能力，提升身体屈伸功能。

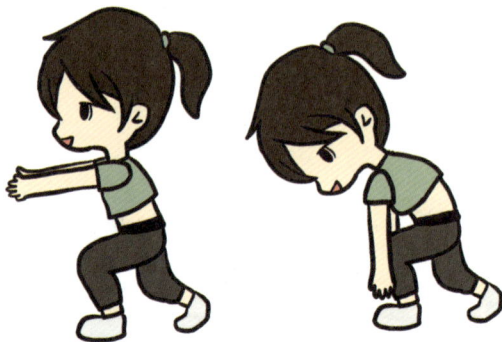

健骨操第二节：培土固根

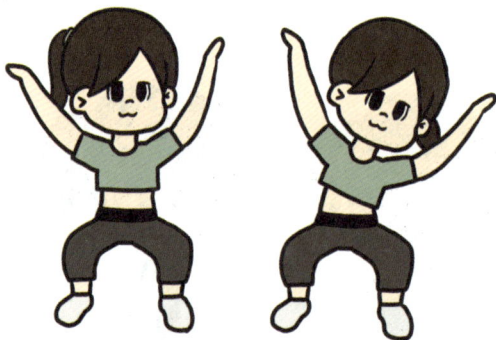

健骨操第三节：沐浴阳光

3. 第三节：沐浴阳光

（1）动作：①左腿向左迈一大步，屈双膝，双臂从身体两侧斜向上举起。②身体左倾。③身体回正。④收左脚，落手臂。

（2）作用：锻炼骨骼关节侧向移动稳定能力，提升身体侧屈摆动能力。

4. 第四节：向上生长

（1）动作：①左腿向后撤呈弓步，双臂前平举。②双臂上举外展，抬头，胸部打开。③手臂回落体前。④收左腿，落手。

（2）作用：锻炼骨骼关节后方移动支撑能力，提升脊柱后伸和大腿后侧肌群的力量。

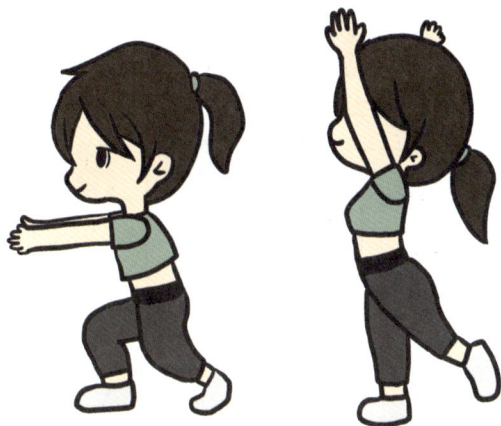

健骨操第四节：向上生长

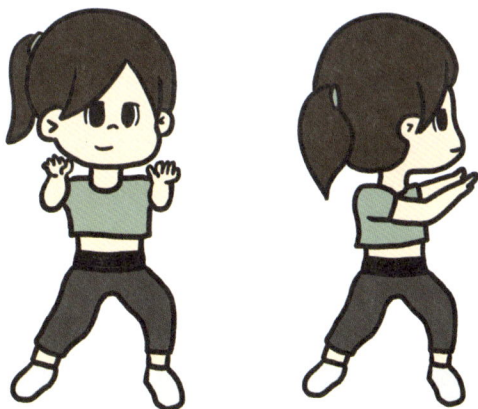

健骨操第五节：回转壮体

5. 第五节：回转壮体

（1）动作：①左脚向左前方迈步，双臂前平举。②髋部不动，上身和手臂向左旋转。③上身转回。④收腿落手。

（2）作用：锻炼骨骼关节斜向移动稳定能力，提升身体旋转稳定功能。

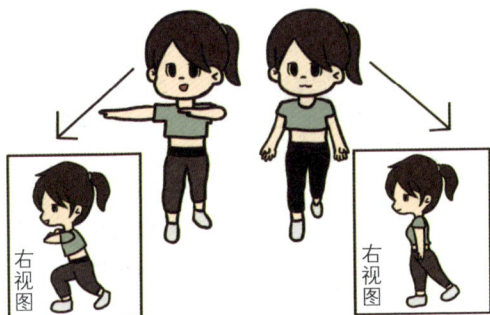

健骨操第六节：枝繁叶茂 1

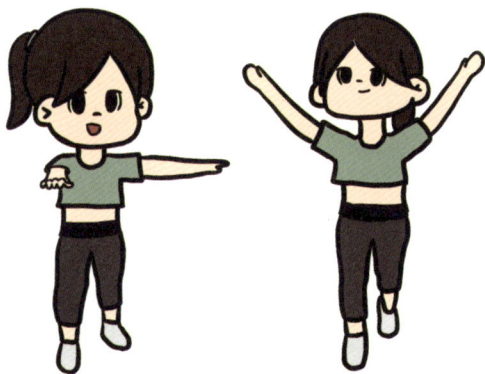

健骨操第六节：枝繁叶茂 2

6. 第六节：枝繁叶茂

（1）动作：①左腿后撤呈弓步，双臂右平举。②重心前移，抬左腿，双臂落体侧后，左臂侧平举，右臂前平举。③左腿伸直后展，双臂从体前侧上举外展，抬头挺胸。④收腿落手臂。

（2）作用：锻炼单腿支撑稳定能力，提高神经、上肢、下肢的稳定协调能力。

7. 调息

整套动作结束后，再次进行调息。

腹式呼吸：呼气，收小腹，肚脐轻柔地缩向脊柱；吸气，小腹鼓起，重复3~6次。

完全式呼吸：呼气，小腹内收，吸气，小腹鼓起，胸腔打开，上背部外展；呼气，胸腔回落，小腹内收，肋骨下端拉向脊柱。

以上动作的文字，参考国家卫生健康委员会推荐的"健骨操"版本；建议在专业人士及家属陪同下进行。

（二）八段锦

八段锦是我国传统的健身运动项目，是一套全身运动锻炼方法，有增进血液循环，调节内脏器官功能等良好作用。

八段锦共有 8 节动作，骨质疏松患者每天练八段锦 1～2 次，练习时应以无严重疲劳感和不适为度，肢体因练习引起的酸痛应能在 24 小时内休息缓解。

1. 第一节动作：双手托天理三焦

（1）开左脚至与肩同宽，双手于小腹前十指互插。

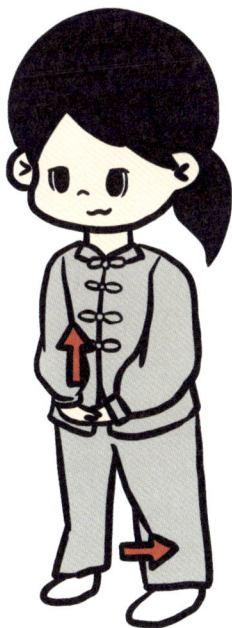

双手托天理三焦 1

（2）双手托起，至胸前翻掌，向上托时头向手望。

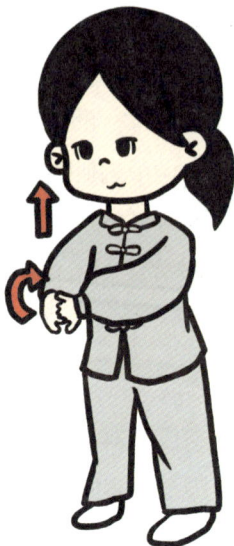

双手托天理三焦2

（3）托至头顶、踮起脚尖、尽量向上伸展，保持一到两秒钟。

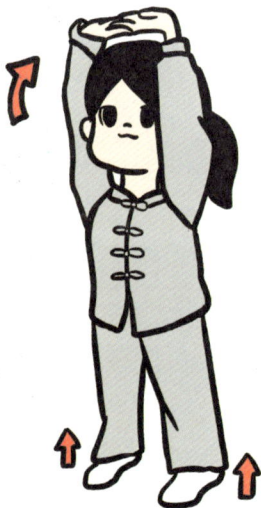

双手托天理三焦3

（4）两手左右两边分开至双腿旁，收左腿。换边重复。

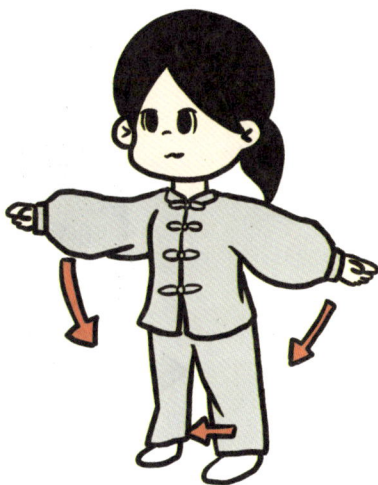

双手托天理三焦 4

2. 第二节动作：左右开弓似射雕

（1）开左脚至与肩同宽、下蹲，搭腕，与胸同高，左手在前。

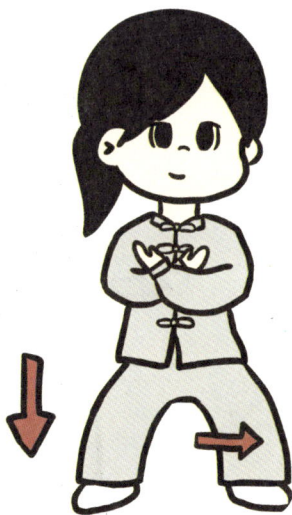

左右开弓似射雕 1

（2）左手后三手指收起、右手握拳，左手翻掌往左伸、右手往右拉。

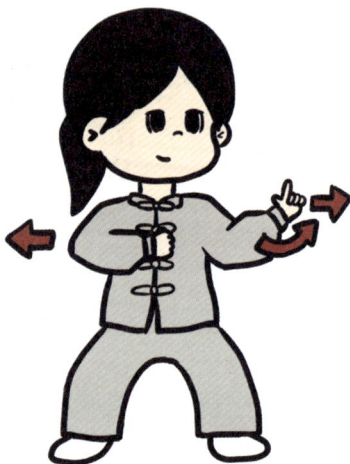

左右开弓似射雕 2

（3）马步、头往左看、作拉弓状，保持一到两秒。

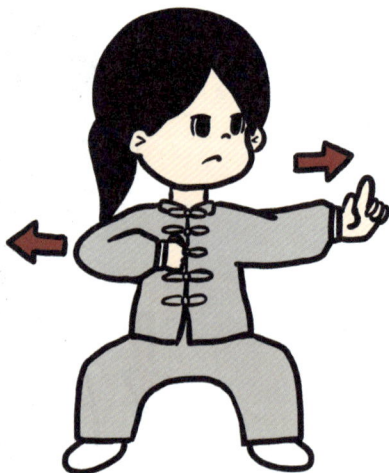

左右开弓似射雕 3

（4）左右手变掌、右手画圆，重心右倒，收左脚并步。

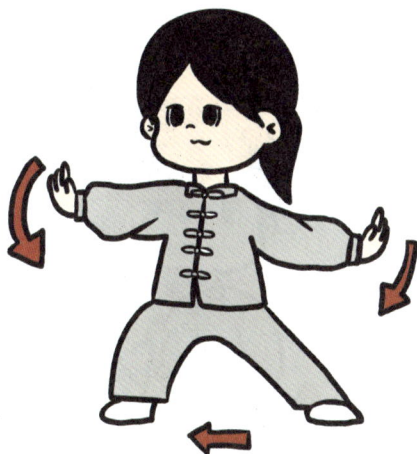

左右开弓似射雕 4

（5）双手下落，回到桩功。换边重复。

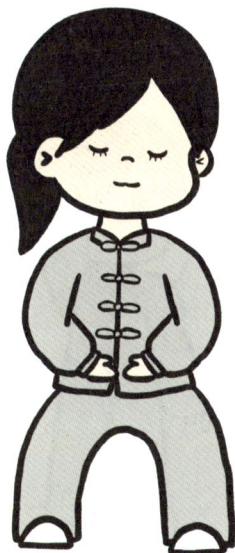

左右开弓似射雕 5

3. 第三节动作：调理脾胃须单举

（1）先举左手，慢慢起身，左手上走到胸前形成一个抱婴的姿势。

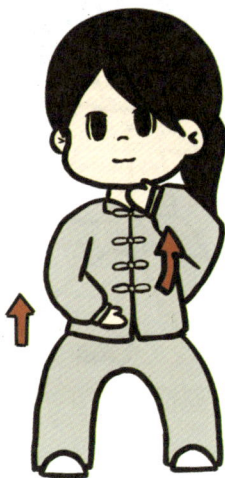

调理脾胃须单举 1

（2）左手上穿、翻掌上举、指尖向右，右手下按、指尖往前。

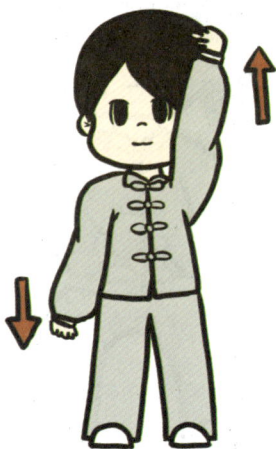

调理脾胃须单举 2

（3）左手原路返回，左手一边翻转一边屈蹲，下落到胸前形成抱婴动作，形成桩功。换边重复。

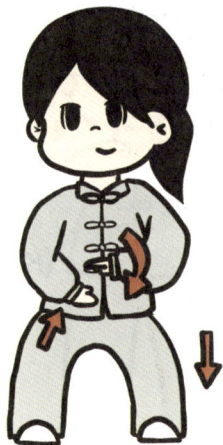

调理脾胃须单举 3

4. 第四节动作：五劳七伤往后瞧

（1）桩功预备，起身、双掌自然下垂。

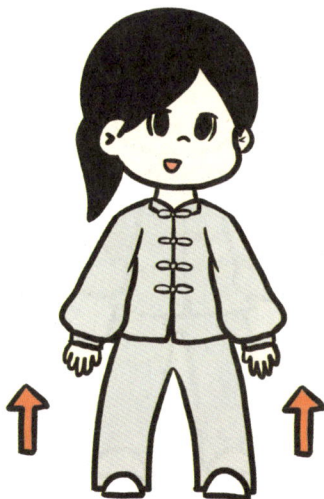

五劳七伤往后瞧 1

93

（2）向左转头、翻掌，保持一至两秒钟。

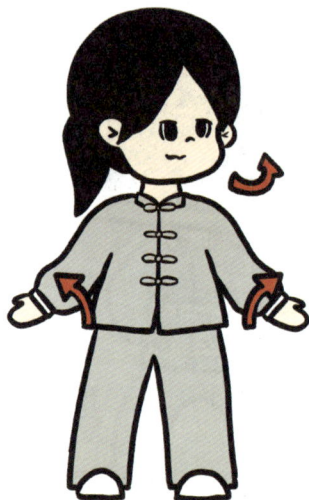

五劳七伤往后瞧 2

（3）回正。

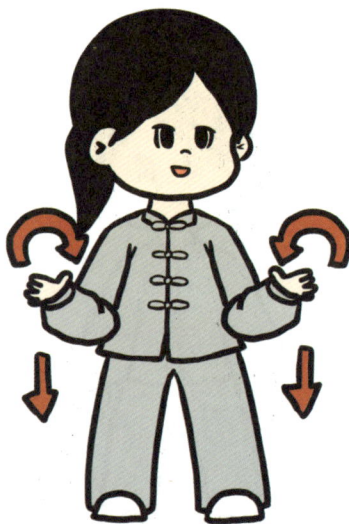

五劳七伤往后瞧 3

（4）还原到桩功，换边重复。

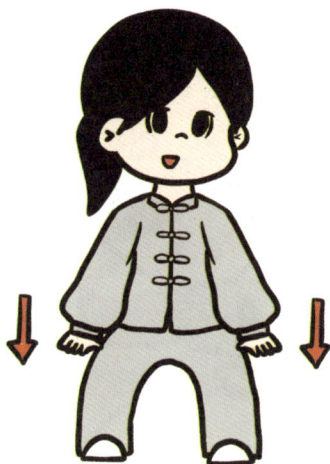

五劳七伤往后瞧 4

5. 第五节动作：摇头摆尾去心火

（1）开左脚与肩同宽，马步。

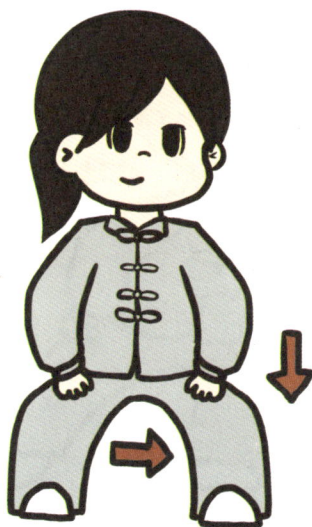

摇头摆尾去心火 1

（2）水平向右转。

（3）往右后伸腰。

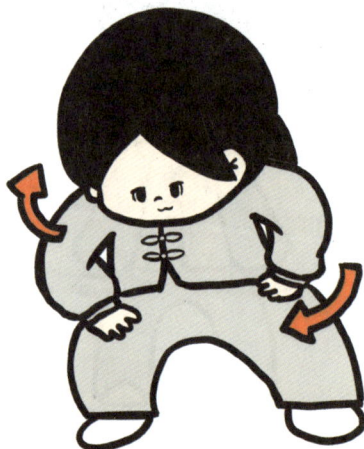

摇头摆尾去心火2

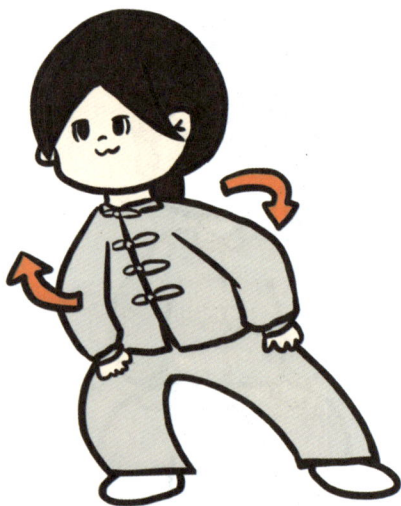

摇头摆尾去心火3

（4）经后面回到前面，换边重复。

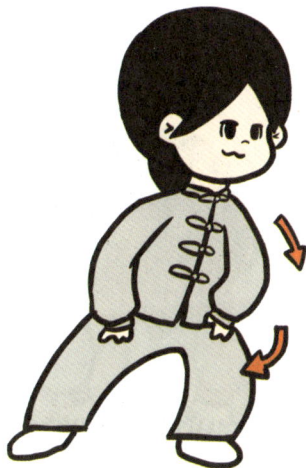

摇头摆尾去心火 4

6. 第六节动作：双手攀足固肾腰

（1）开左脚与肩同宽，上身前俯，两手从后腰命门沿双腿后侧
下行。

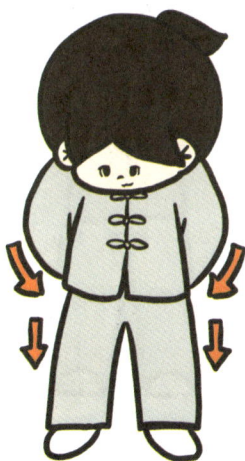

双手攀足固肾腰 1

（2）下行攀握两足跟，双手沿脚跟外侧向脚尖移动，至脚尖处稍作停顿。

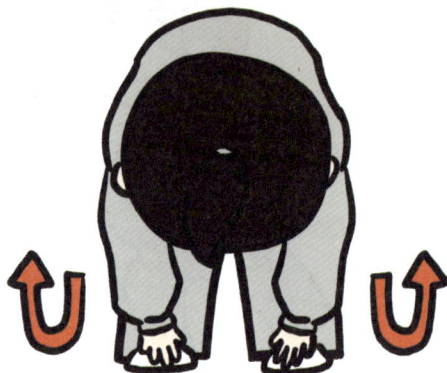

双手攀足固肾腰 2

（3）上身慢慢直立，吸气抬臂上举至两耳侧。

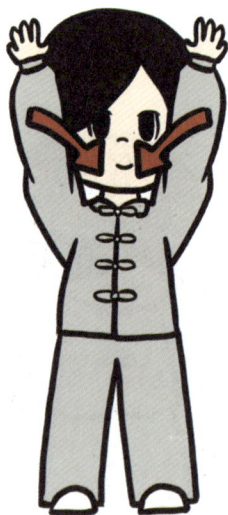

双手攀足固肾腰 3

（4）呼气双手下按至腋下、穿掌，手部虎口对准两肋，沿身体背部曲线向下挪运至脚跟。重复整套动作。

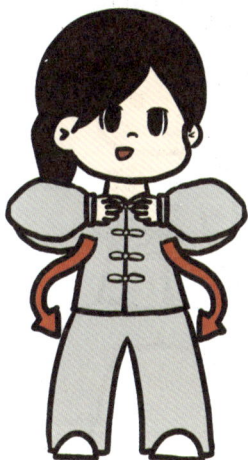

双手攀足固肾腰 4

7. 第七节动作：攒拳怒目增气力

（1）左脚向左开步，两腿徐缓下蹲成马步，两手固握收至腰间，拳心朝上，目视前方。

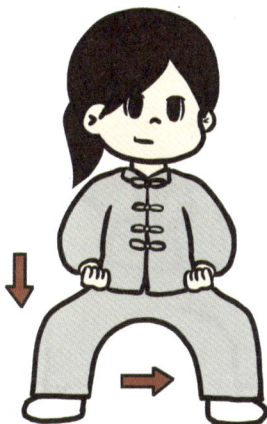

攒拳怒目增气力 1

（2）左拳向前推出，拳心向下，怒目看左拳，右拳微向后拉。

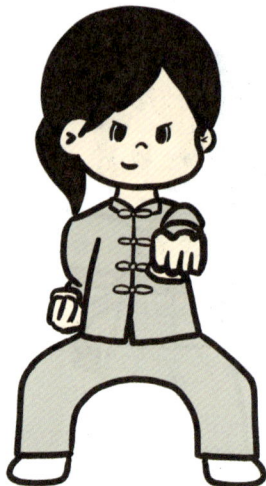

攥拳怒目增气力 2

（3）左臂内旋，左拳变掌，虎口向下，目视左掌。

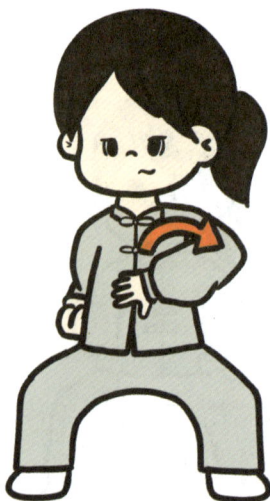

攥拳怒目增气力 3

（4）左臂外旋，肘关节微屈，同时左掌向左由外向内缠绕。

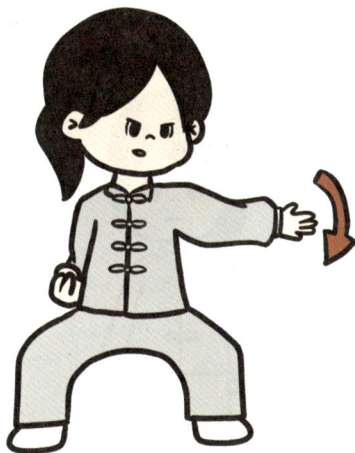

攥拳怒目增气力 4

（5）变掌心向上后固握，大拇指在内，目视左拳。左臂屈肘，回收至腰侧，拳心朝上目视前方。右式动作与左式动作相同。

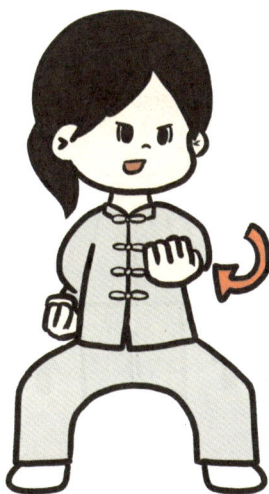

攥拳怒目增气力 5

8. 第八节动作：背后七颠百病消

（1）立项竖脊，后顶领起，沉肩垂肘，提肛收腹，掌指下伸。

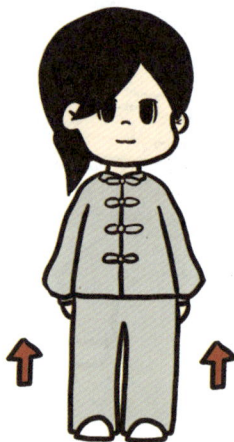

背后七颠百病消 1

（2）脚跟提起，脚趾抓地，动作略停，目视前方。

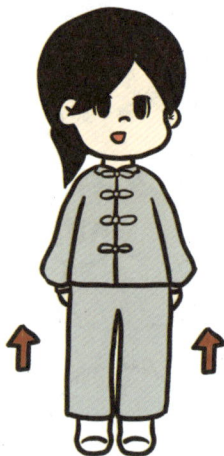

背后七颠百病消 2

（3）脚跟徐缓下落，轻震地面，咬牙、沉肩、舒臂，周身放松，目视前方。

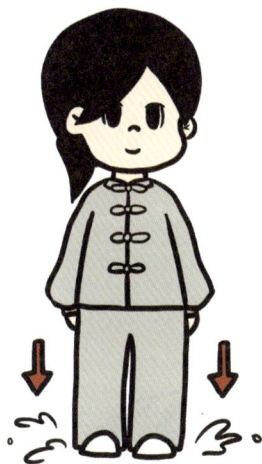

背后七颠百病消 3

以上动作的文字，参考八段锦（国家体育总局版）；建议在专业人士及家属陪同下进行。

（三）太极拳

太极拳作为我国传统的健身运动项目，具有轻松、自然、舒展、柔和的特点。练拳时要求意念锻炼、呼吸锻炼和肢体活动三者紧密结合。太极拳具有动静交融、上下相随、内外协调、神形相济的特点。

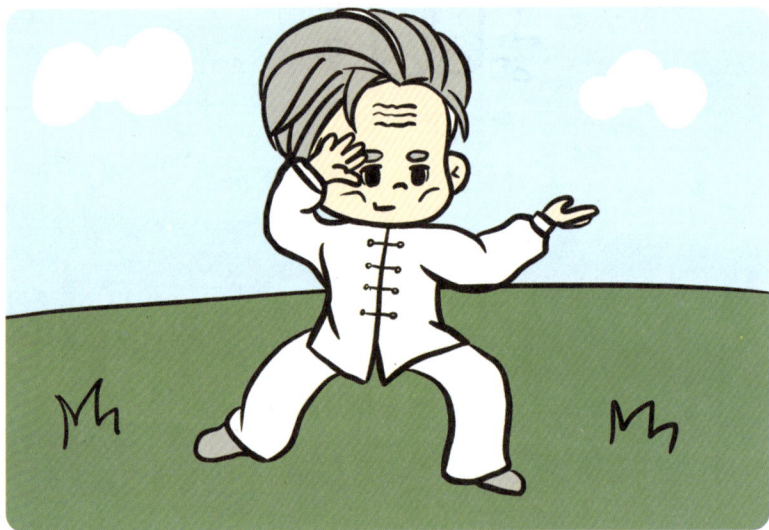

合理的太极拳练习可以促进骨骼健康

（四）游泳

　　游泳是所有体育运动项目中对身体各部位的锻炼量最全面的运动。室外游泳是冷水浴、空气浴、日光浴三者合一的运动，对防治骨质疏松大有好处。由于游泳时水的浮力抵消了人体的一部分重力，故在水中，腰椎、四肢关节的活动度增大，并且还能提高肌肉的力量和全身骨骼肌肉的协调性。采用游泳这种方法可直接刺激骨骼、肌肉，调节其代谢，对维持骨量、防止骨量丢失大有好处，从而达到防治骨质疏松的目的。

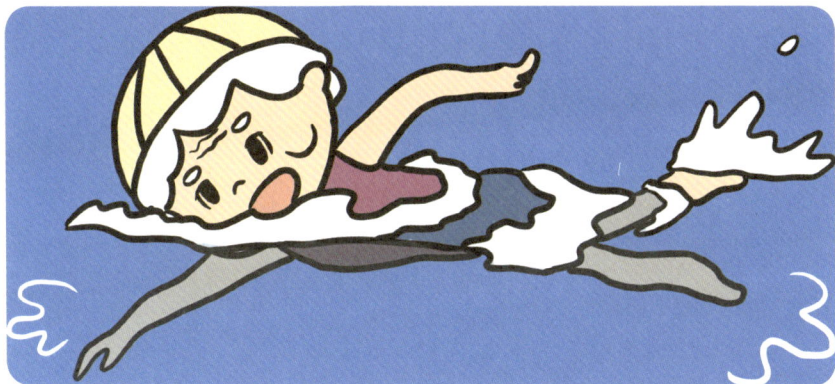

科学的游泳锻炼可以防治骨质疏松

五、骨质疏松患者如何控制运动量及注意事项

（一）通过自我感觉评估

感觉舒适或稍微有气喘，以次日不感疲劳为度；若出现胸闷、呼吸困难、面色苍白、四肢酸软等症状，应减小运动量甚至立即停止。

（二）心率控制

运动后心率较运动前增加 60%～65%，或设置强度为本人最高心率的 60%～90%，或心率 =170- 年龄（岁）。

（三）呼吸

运动中呼吸频率比较运动前多 5～10 次 / 分钟，运动停止后 5～10 分钟恢复到运动前的呼吸频率。

（四）时间地点选择

参加运动应选择合理的时间和地点，如清晨、傍晚、户外，尽量避免在 10:00～16:00 时段锻炼，以防紫外线过度照射等。

（五）运动时间控制

多数研究者认为，运动时间应控制在每次 20 ~ 60 分钟，对于长期从事室内工作的人应该每天至少保持 1 ~ 2 小时的户外体育锻炼。

（六）运动计划制定

参加运动应遵循循序渐进、有计划、有规律的原则，建立良好的生活习惯。研究表明，只有坚持 1 年以上的运动训练才能使骨量显著增加。运动的强度一定要因人而异，如体能较好者，运动量可适当加大。

第七章

骨质疏松患者的饮食调养

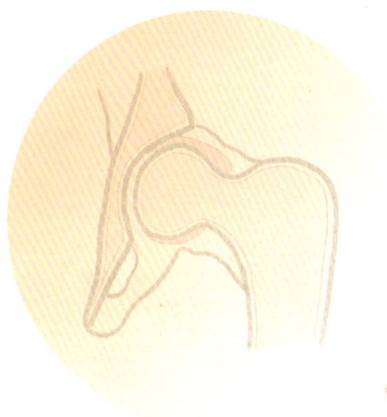

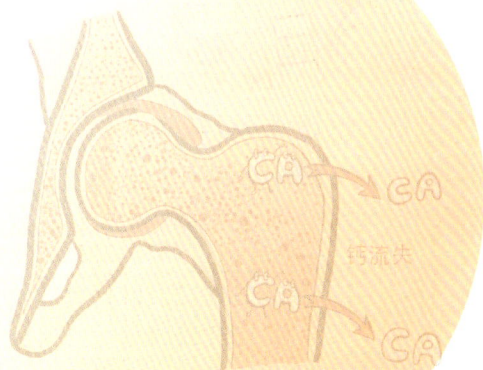

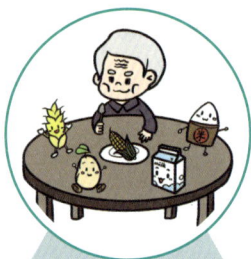

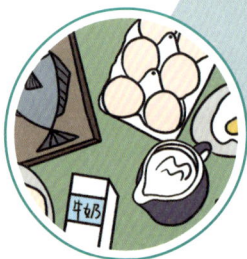

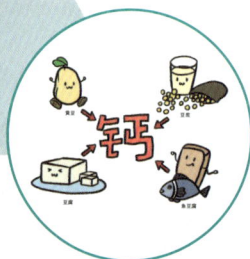

一、如何通过食疗改善骨质疏松

"民以食为天"，饮食不仅可以解决温饱，还可以防治骨质疏松，而且预防比治疗更易奏效。为此，平时要注意摄取钙磷含量高的食物，进行合理饮食搭配，以减少钙的丢失，从而防止或减少骨质疏松的发生。

中国营养学会制定了《我国每日膳食中营养素供应量》和《中国居民膳食指南》，其中有关我国中老年人的营养标准方面强调：

1. 食物多样化。　2. 饥饱要适当。

3. 油脂要适量。　4. 粗细要搭配。

5. 食盐要限量。　6. 甜食要少吃。

7. 饮酒要节制。　8. 三餐要合理。

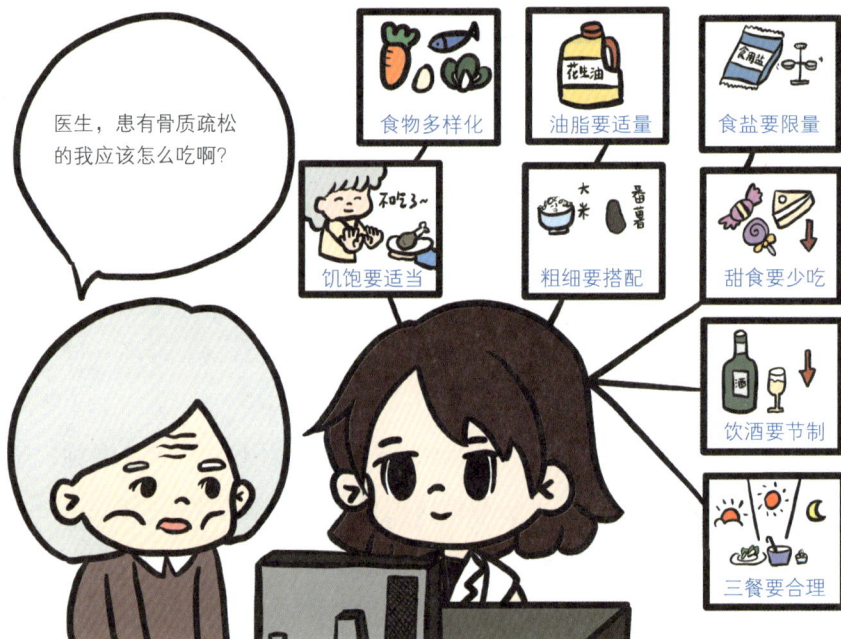

通过食疗可以改善骨质疏松

二、哪些饮食可以调养骨质疏松

食疗总的原则是宜供应充足的钙质。要常吃含钙量丰富的食物，如排骨、脆骨、虾皮、海带、发菜、木耳、桶柑、核桃仁等；宜供给足够的蛋白质，可选用牛奶、鸡蛋、鱼、鸡、瘦肉、豆类及豆制品等；宜供给充足的维生素 D 及维生素 C，因其在骨骼代谢上起着重要的调节作用；应多吃新鲜蔬菜，苋菜、香菜、小白菜，还要多吃水果。

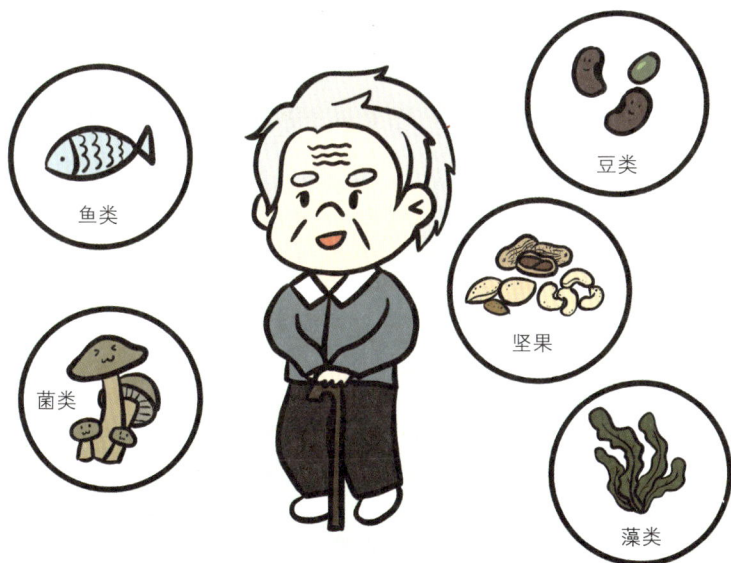

预防骨质疏松的常见食物

三、多吃含钙量高的食物，人体就不会缺钙吗

1. 无论美欧还是我们国家，普遍存在维生素 D 缺乏所致骨钙丢失，维生素 D 缺乏或其效应降低能够引起继发性甲状旁腺功能亢进和相应的骨丢失加快。

2. 应遵从推荐的成人每天维生素 D 摄入量。

3. 应当注意：维生素 D 和 $1,25-(OH)_2D_3$（即 1,25 二羟基维生素 D_3），是人体内维生素 D 的生理活性形式，增加肠钙吸收所需剂量和它们刺激骨吸收引起骨质疏松所需剂量相比，前者比后者剂量小，但并不小很多。

4. 应注意："钙 +VitD"这种最常用、最基础、相当有效的治疗，需要定期监测血钙、尿钙，将血、尿钙控制在正常范围。

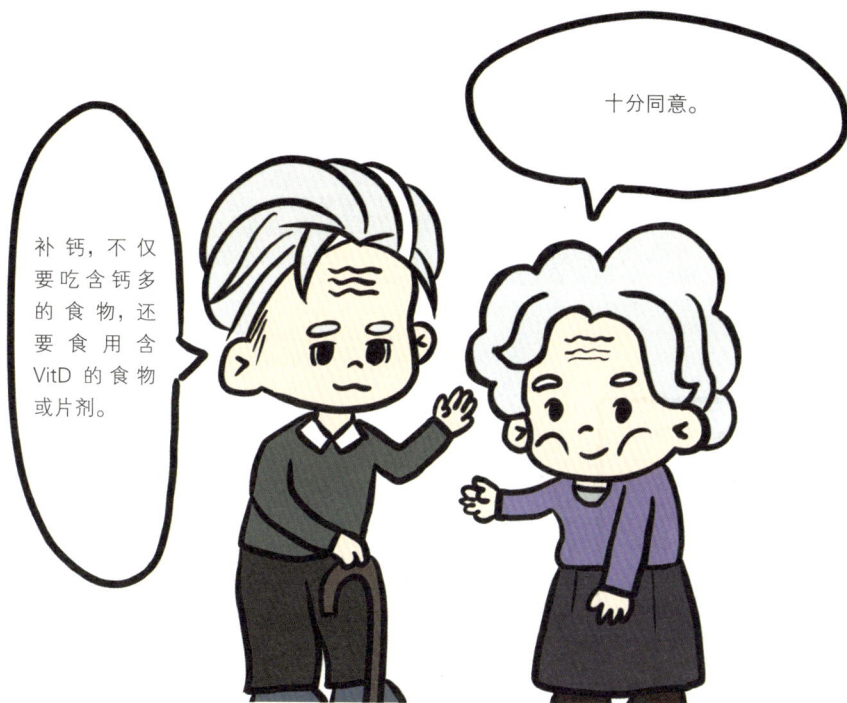

"钙 +VitD"——科学补钙的模式

四、进食富含钙、维生素的食物

钙是人体内含量最高的元素之一，约占体重的2%，它除了在骨骼生长发育中发挥作用，还参与人体多种生理及生化代谢。

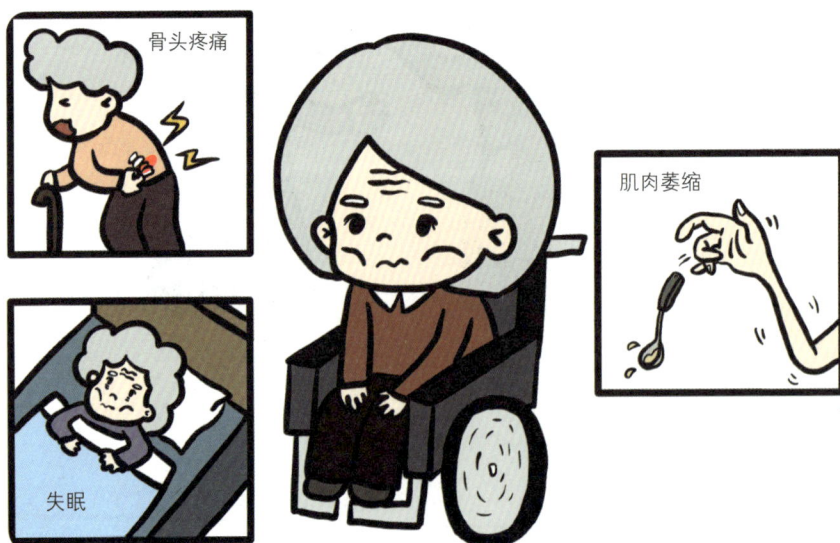

维生素D缺乏会出现骨头疼痛、失眠、肌肉萎缩等症状

我们可以通过调整日常膳食结构，增加从食品中摄入的钙来补充人体所需。以下为钙含量丰富的食品，如奶制品、海带、虾皮、豆制品、蛋类、坚果类食物、动物骨头，有些蔬菜中也有许多高钙品种，金针菜、萝卜、香菇、木耳等钙含量都比较高。

维生素是大多数动物和一些植物营养所必需的各种微量有机物质，特别是作为辅酶和辅酶前体，在调节代谢过程方面发挥作用，但它们不提供能量或用作构造单位。维生素存在于自然食品中，有时能在人体内生成，但通常情况下维生素必须通过食物供给。

如果维生素缺乏会导致很多疾病，例如维生素 D 缺乏会导致少儿佝偻病和成年人的软骨病，症状包括骨头和关节疼痛、肌肉萎缩、失眠、紧张以及痢疾、腹泻。

维生素 D 主要用于组成和维持骨骼的强壮，它被用来防治儿童的佝偻病和成人的软骨症、关节痛等。患有骨质疏松的人通过添加适量的维生素 D 和镁可以有效提高钙离子的吸收度。

五、合理摄入蛋白质

蛋白质是机体内一种神奇的生命物质，而蛋白质则具备双重功能：它既能产生能量，同时也可以为构建机体组织提供原料，身体的生长发育可视为蛋白质的不断积累过程。

（一）蛋白质的膳食参考摄入量

蛋白质是一切生命活动的物质基础，没有蛋白质就没有生命，所以每天应该摄入适量的蛋白质。

中国营养学会推荐的蛋白质每天摄入量：

1. 学龄前儿童宜摄入 35 克。

2. 小学生为 55 ~ 60 克。

3. 中青年女性为 60 克，男性为 75 克。

4. 60 岁以上的女性每天摄入 55 克，男性 65 克。

5. 若是强体力劳动者，则每天应摄入 80 ~ 90 克。

6. 孕妇根据孕期每天须增加 15 ~ 30 克，哺乳期每天须增加蛋白质 25 克。

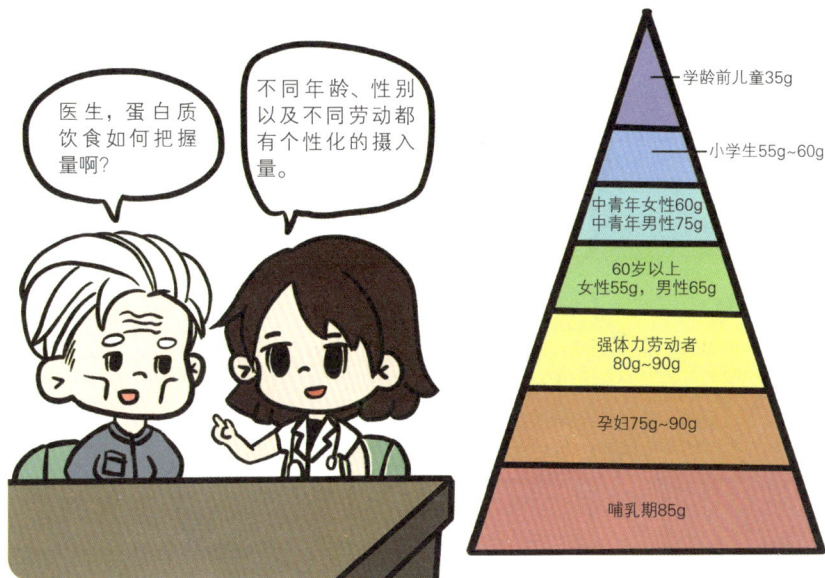

合理补充蛋白质

（二）合理选择膳食蛋白质

能够提供蛋白质的食物是多方面的，如乳类中的酪蛋白、乳白蛋白，蛋类中的卵白蛋白、卵磷蛋白，肉类中的白蛋白、肌蛋白，大豆中的大豆蛋白，小麦中的麦谷蛋白，玉米中的谷蛋白等。因此除了牛羊肉等肉类食品之外，蛋类和奶制品，包括大米、小麦等谷物，都是我们获取蛋白质的途径。

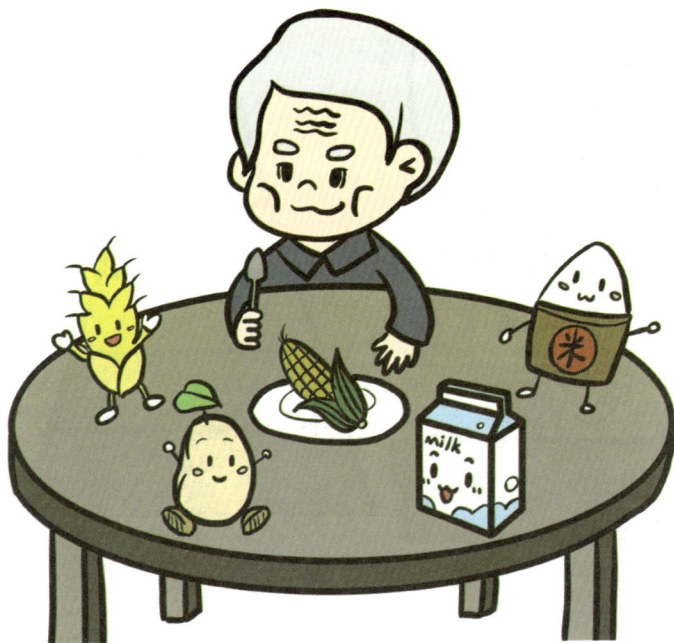

合理选择膳食蛋白质（牛奶、大豆、小麦、玉米、大米等）

（三）蛋白质含量高的食物

肉类：肉类的蛋白质主要存在于瘦肉中，肥肉中多为脂肪。

蛋类：各种禽蛋在营养成分上基本相同，食用较普遍的是鸡蛋。

乳类：乳类的蛋白质含量也非常丰富，牛乳中的蛋白质含量比人乳还高，含有 8 种必需氨基酸在内的 25 种氨基酸，以酪氨酸为主，生理价值仅次于蛋类。市场上供应的牛奶包括生鲜奶、巴氏消毒奶、灭菌奶等，其中生鲜奶储存期短，但营养丰富，并且保留了牛奶中的大多数活性成分。

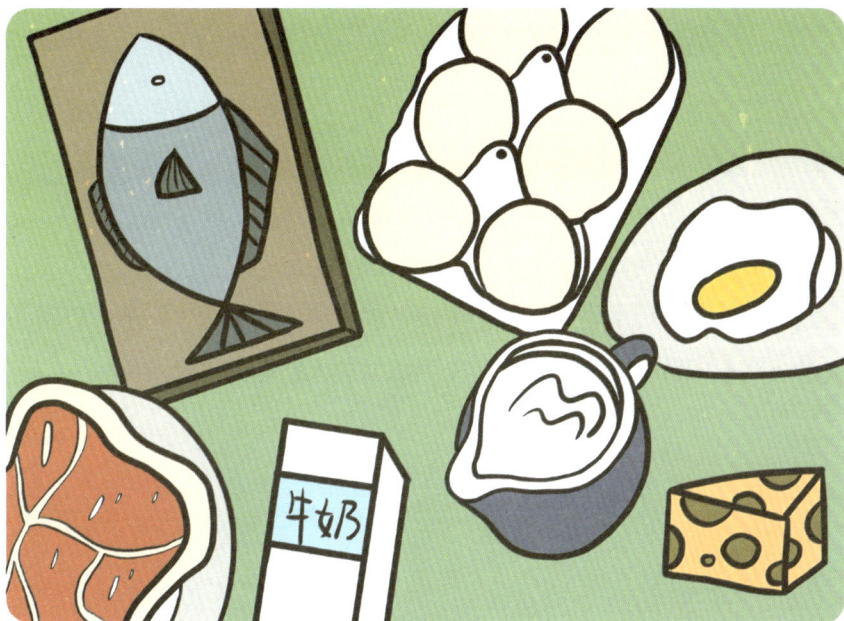

蛋白质含量高的食物

六、如何饮用牛奶补钙

牛奶是一种富含营养价值的天然饮品，牛奶主要分为低脂、全脂、脱脂牛奶等。牛奶能满足人体的一些营养需求，对人体而言十分重要。牛奶的最突出的作用是补钙，那么补钙的牛奶应该怎么饮用对人体才是最好的呢？

（一）补钙的牛奶怎么饮用最好

补钙的牛奶应选择在最适合的时间饮用，否则可能难以发挥最佳效果。可选择在早上喝牛奶，可搭配面包等食物进行食用。

（二）补钙的牛奶饮用禁忌

切勿空腹饮用牛奶，切勿把牛奶煮沸；切勿在饮用牛奶不久后服药或是服药不久后饮用牛奶；切勿在牛奶中加入巧克力一起饮用。

（三）哪类人群最适宜饮用补钙的牛奶

牛奶是日常生活中较为常见的饮品，一般人均可饮用，但要注意选择更适合自身机体吸收的牛奶。

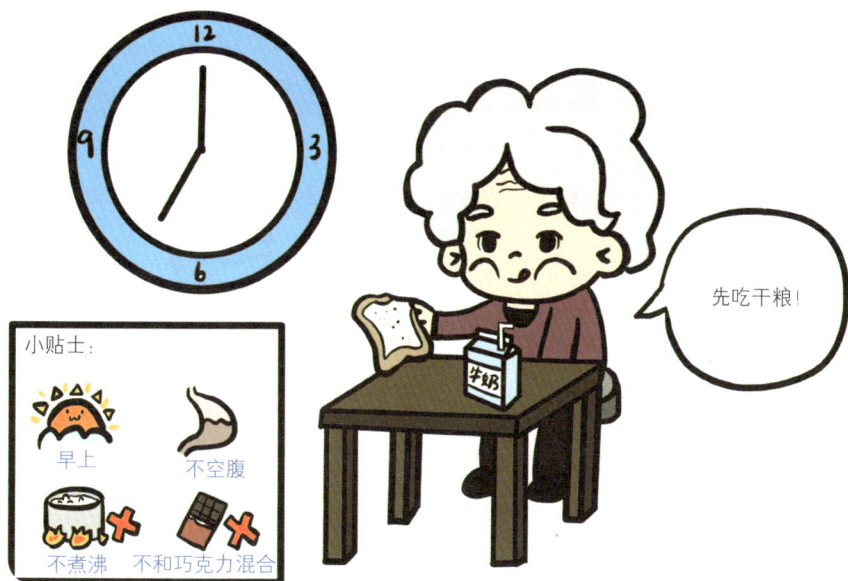

小贴士：早上　不空腹　不煮沸　不和巧克力混合

先吃干粮！

如何饮用牛奶补钙（早上、不空腹、不煮沸、不和巧克力混合等）

七、补钙为什么要特别推荐大豆及豆制品

　　大豆是高蛋白食物，含钙量也很高，因此特别适宜骨质疏松的预防及治疗。

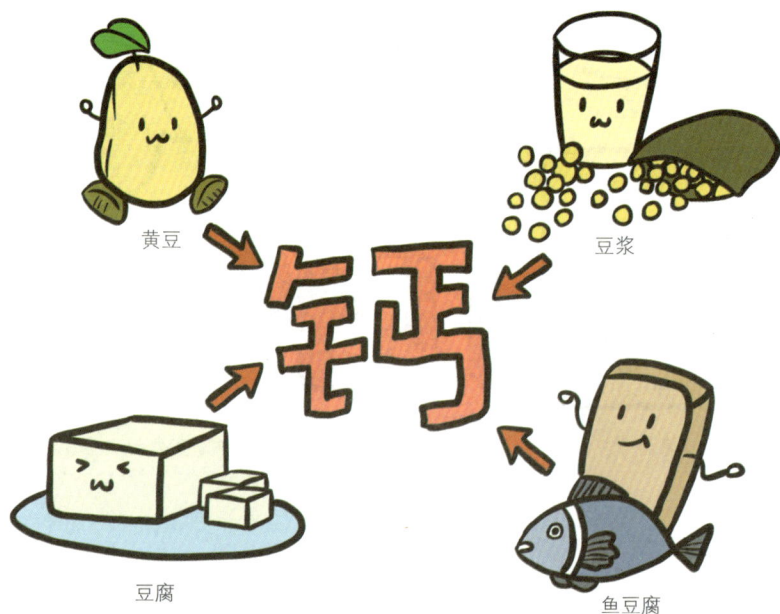

豆制品含高蛋白、高钙

八、避免不合理配餐

1. 慎用影响钙正常代谢的药物。

2. 忌过食高蛋白质食物。

3. 忌高盐饮食。

4. 忌多吃糖。

5. 忌喝咖啡。

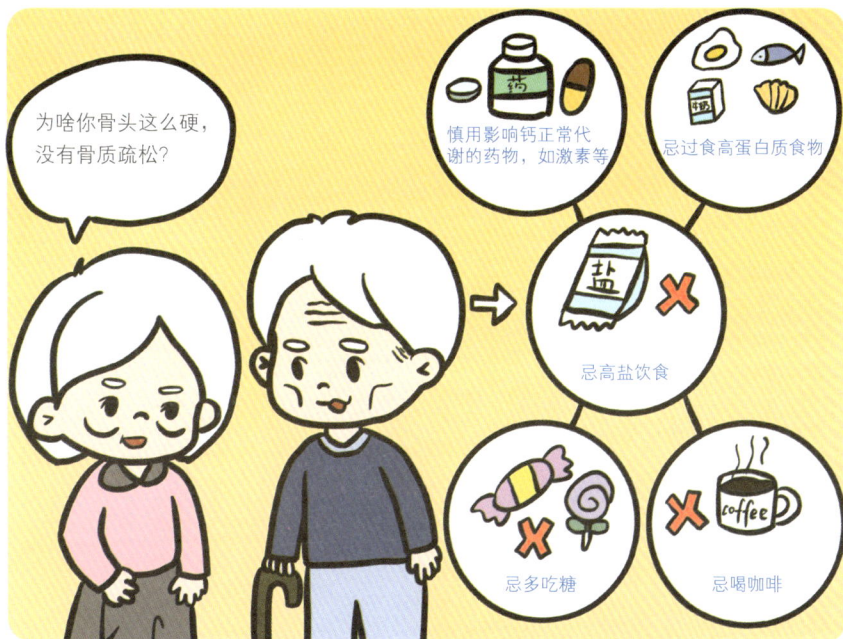

避免不合理的饮食

九、骨质疏松最佳调养食物

在饮食上，尽量做到生活有规律。多摄入足量的含钙质以及各种维生素的食物，多喝牛奶。还可以适当服用一些预防性的药物，如服用补钙药物和维生素 D。还要尽量从食品中补充钙质，扩展食物种类，多食含钙食物，如菠菜、韭菜、蘑菇、动物肝脑、鱼类、骨汤等。当然，还需要限制对骨骼健康有损害的行为习惯，如抽烟、酗酒、大量咖啡摄入等。

十、防治骨质疏松的美食粥方

1.核桃仁 15 克，山茱萸 10 克，粳米 20 克，共煮粥，内服。每日 2 次。

2.菟丝子、女贞子、枸杞子、覆盆子、补骨脂各 10 克，水煎 1 小时，滤取药液，去渣。另取山药 20 克，薏苡仁、核桃仁各 10 克，研碎，用上药液煮粥服。每日早晚各 1 次。

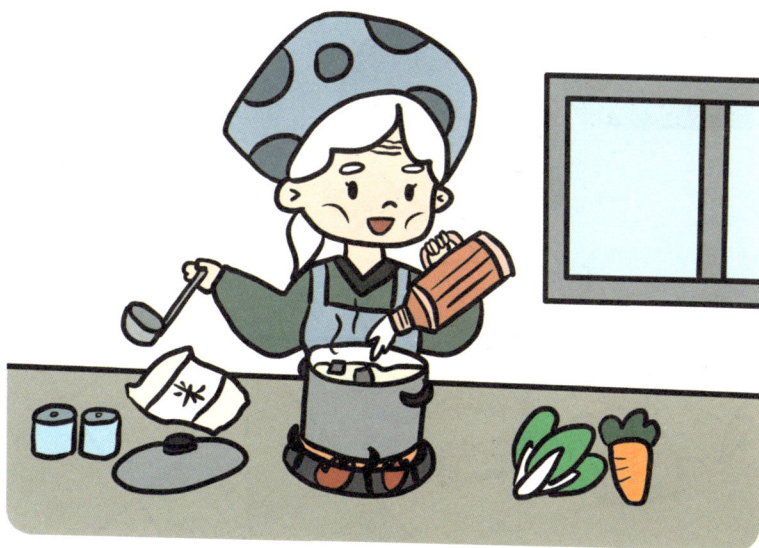

防治骨质疏松的美食粥方

十一、防治骨质疏松的美食菜肴

（一）芝麻核桃仁粉

原料：黑芝麻 250 克，核桃仁 250 克，白砂糖 50 克。

制法：将黑芝麻拣去杂质，晒干，炒熟，与核桃仁同研为细末，加入白糖，拌匀后瓶装备用。

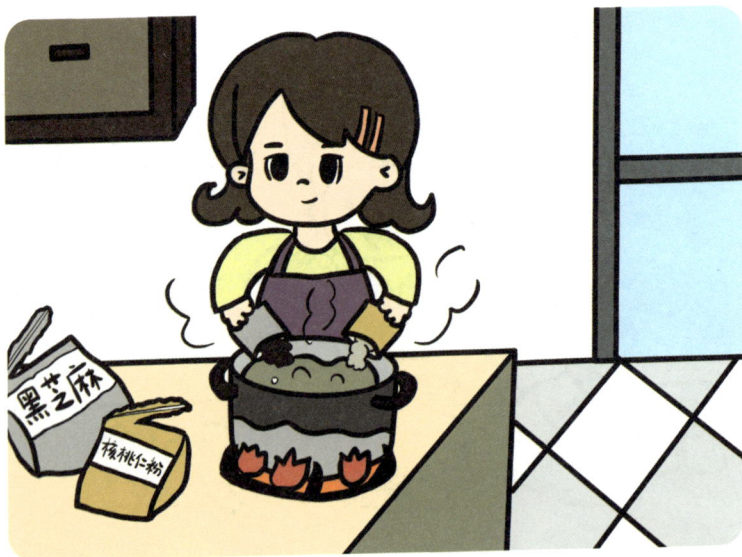

防治骨质疏松的美食菜肴

吃法：每日 2 次，每次 25 克，温开水调服。

功效：滋补肾阴，抗骨质疏松。

（二）猪脊骨羹

原料：猪脊骨 1 具，枸杞子 6 克，甘草 10 克。

制法：猪脊骨洗净剁碎；2 味中药以纱布包扎，与猪脊骨一同放入锅中，加水适量，小火炖煮 4 小时即可。

吃法：分顿食用，食用量适中，以喝汤为主，并可吃肉及枸杞子。

功效：适用于糖尿病性骨质疏松患者。

（三）肉末口蘑炒豆腐

原料：肉末 100 克，口蘑 100 克，豆腐 250 克，葱、姜、料酒、酱油、食用油、盐适量。

制法：将口蘑用温水洗净，切成小片，留汤备用。将豆腐切成一寸见方的方块，放入热油锅中煎至两面微黄，捞出备用。向热油锅中放入葱、姜丝和肉末，煸透后加入口蘑和煎好的豆腐，加入料酒、口蘑汤、食盐、酱油炒匀即成。

吃法：佐餐食。

功效：补益气血，补充钙质，适用于老年骨质疏松。

十二、防治骨质疏松的美食汤肴

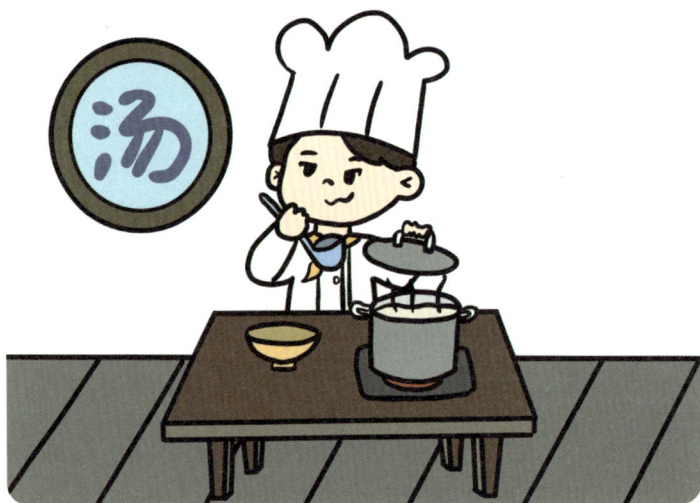

防治骨质疏松的美食汤肴

（一）羊脊骨汤

原料：羊脊骨 250 克，生姜 20 克，当归 10 克。

制法：加水煮沸 1 小时（小火），不加盐。

用法：每日 1～2 次。

吃法：佐餐当汤服食。

功效：强筋壮骨。

（二）羊骨汤

原料：新鲜羊骨 500 克，羊肾 1 对。

制法：将新鲜羊骨洗净砸碎，与剖开洗净的羊肾同入锅中，加水适量，以大火烧开，撇去浮沫，加料酒、葱段、姜片、精盐，转小火煨炖 1～2 小时。待汤汁浓稠时加味精、五香粉适量，即可出锅。

吃法：佐餐当汤，随量饮汤吃羊肾。

功效：温补肾阳，强筋健骨，补充钙质。

（三）黄芪虾皮汤

原料：黄芪 20 克，虾皮 50 克。

制法：先将黄芪切片，入锅，加水适量，煎煮 40 分钟，去渣，取汁，兑入洗净的虾皮，加水及葱、姜、精盐等调味品，煨炖 20 分钟，即成。

吃法：佐餐当汤服食。

功效：补益脾肾，补充钙质，抗骨质疏松。

（四）猪肉枸杞汤

原料：枸杞子 15 克，瘦猪肉 100 克，食盐少许。

制法：分别洗净，猪肉切片，加水共煮。

吃法：佐餐当汤服食。

功效：枸杞子滋补肝肾之阴，瘦猪肉滋阴润燥；适用于肝肾阴虚型骨质疏松患者。

以上膳食方案仅供参考，长期食用敬请咨询营养师。

十三、防治骨质疏松的中药

（一）中药饮片

具有壮骨强身功效的中药有很多种，如鹿角胶、杜仲、淫羊藿、补骨脂、黄芪、山茱萸、菟丝子、熟地黄、山药、枸杞子、当归、牛膝、

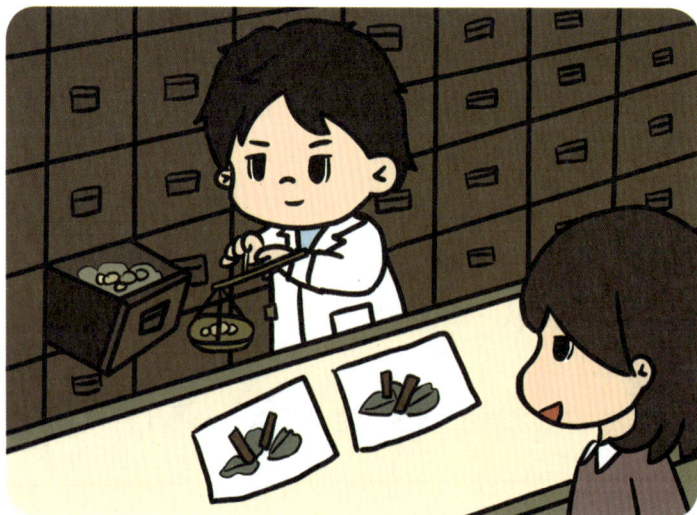

防治骨质疏松的中药

人参、白术、甘草、茯苓、扁豆等。平素可用作煲汤、茶饮来保健养生，但服用时必须根据自己的不同体质来选用不同性味功效的中药。

（二）中成药

目前滋养补益、强筋壮骨、通络止痛功效的中成药有很多，都有防治骨质疏松的作用。具体用药建议咨询相关骨科医师。

第八章

骨质疏松的中医药养生与保健

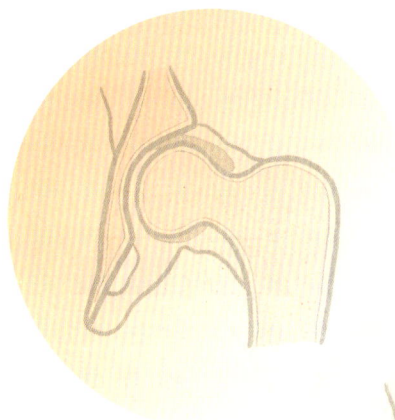

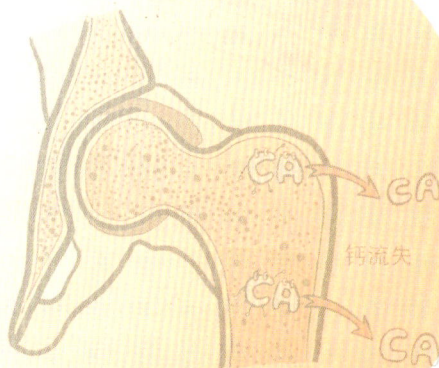

CA
CA
钙流失
CA
CA

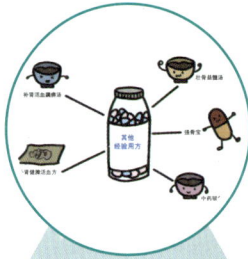

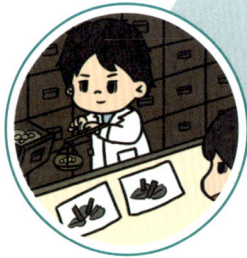

一、中医如何认识骨质疏松

中医学实际上并无"骨质疏松"的病名，但历代中医文献，对于骨病的记载与描述却十分丰富，有骨痿、骨枯、骨痹、骨蚀、骨极、腰痛、虚劳、历节等病名。

汉代张仲景在《金匮要略·中风历节病脉证并治》中指出："味酸则伤筋，筋伤则缓，名曰泄。咸则伤骨，骨伤则痿，名曰枯。枯泄相搏，名曰断泄。荣气不通，卫不独行，荣卫俱微，三焦无所御，四属断绝，身体羸瘦，独足肿大，黄汗出，胫冷，假令发热，便为历节也。"所以仲景先生认为骨痿只是最初的表现，而后期可能发展为骨痹。

关于本病的证候表现，《素问·痹论》指出："肾痹者，善胀，尻以代踵，脊以代头。"《素问·阴阳二十五人》："感于寒湿则善痹，骨痛爪枯也。"这些古代文献描述了骨质疏松的一些症状，如骨痛、驼背、筋骨拘挛等。

二、骨质疏松的中医病因病机观点有哪些

目前中医学认为，骨质疏松的发生与肾、肝、脾、瘀等都有关系，病理因素则与肾虚、脾虚、肝血亏虚、血瘀等有关，脾肾亏虚为本，血瘀为标是骨质疏松的病理特点。

（一）病因

本病发病原因主要是"肾气热""热伏于下，肾虚受之""水不胜火"；饮食少，咸伤骨，血瘀劳损等亦参与发病。因此，本病的内因主要为肾阴虚和肾精枯涸。

（二）病机

骨质疏松（骨痿）的基本病机乃"骨枯而髓减"。笔者以为，所谓"骨枯"可以理解为骨质稀疏松脆，所谓"髓减"可能是由红骨髓转变成黄骨髓。

1. 肾主骨，肾虚致骨痿

肾为先天之本，性命之根，肾藏精，主骨生髓，肾虚是骨质疏松发生的根本原因。

2. 脾主肉，脾虚致骨痿

脾主四肢，为百骸之母，为后天之本，气血生化之源，脾虚是骨质疏松发生的重要因素。

3. 肝主筋，肝虚致骨痿

肝为将军之官，主疏泄，主藏血，在体合筋，具有贮藏血液和调节血量的功能。肝的疏泄功能正常，血和津液才得以正常运行和输布代谢，脾胃才能正常运化和腐熟水谷精微。若肝气郁结，肝失疏泄，就会影响血和津液的生成及运行，进而影响对筋骨的营养。

4. 经络、气血津液、血瘀与骨痿

气血津液乃营养皮肉筋骨的物质基础。

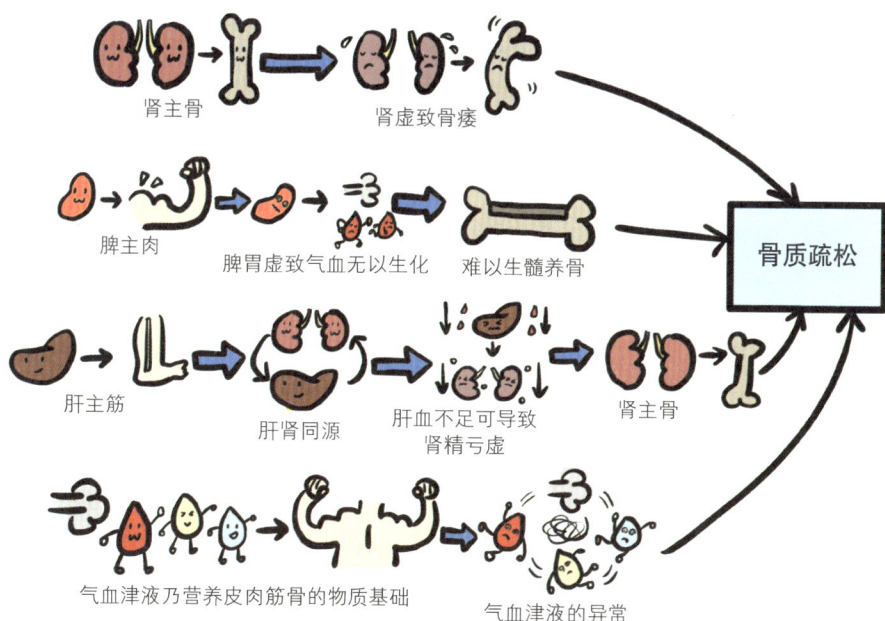

骨质疏松的中医病因病机分析

三、中医如何辨证施治骨质疏松

骨质疏松的病因病机可归纳为：肾虚、脾虚、肝失调达、血瘀等，其中肾虚是发病的主要病因。按中医整体观念及辨证论治原则，可将骨质疏松分为以下几个证型：

（一）肾阳虚证

主要临床症状：腰背冷痛，酸软乏力，驼背弯腰，活动受限，畏寒喜暖，遇冷加重，尤以下肢为甚，小便频多，舌淡苔白，脉弱等。

治法：补肾壮阳，强筋健骨。

推荐方剂：右归丸（《景岳全书》）加减。虚寒证候明显者，可加用仙茅、肉苁蓉、淫羊藿、骨碎补等以温阳散寒。

常用中成药：右归丸、金匮肾气丸。

（二）肝肾阴虚证

主要临床症状：腰膝酸痛，手足心热。下肢抽筋，驼背弯腰，两目干涩，形体消瘦，眩晕耳鸣，潮热盗汗，失眠多梦，舌红少苔，脉细数等。

治法：滋补肝肾，填精壮骨。

推荐方剂：六味地黄汤（《小儿药证直诀》）加减。阴虚火旺明显者，可加知母、黄柏；酸痛明显者，可加桑寄生、牛膝等。

常用中成药：六味地黄丸。

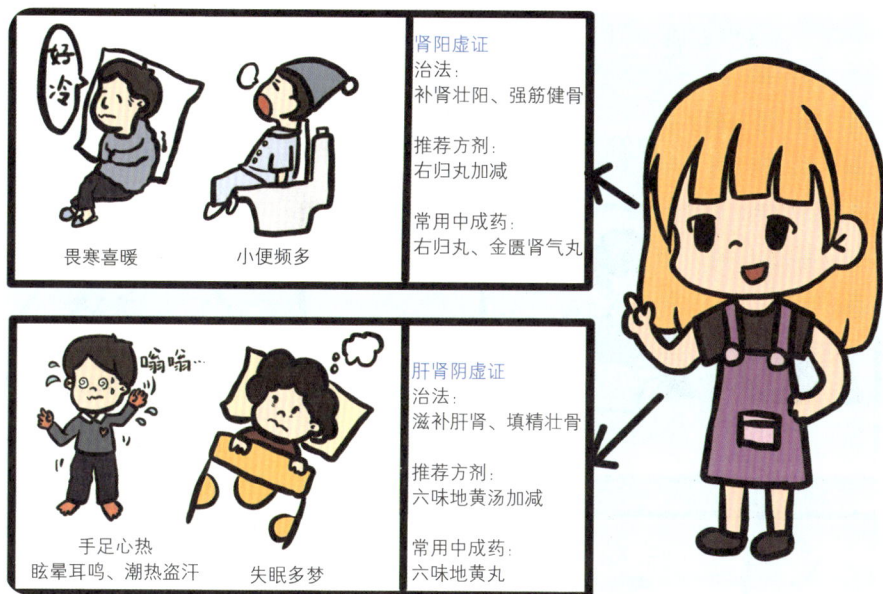

肾阳虚证
治法：
补肾壮阳、强筋健骨

推荐方剂：
右归丸加减

常用中成药：
右归丸、金匮肾气丸

肝肾阴虚证
治法：
滋补肝肾、填精壮骨

推荐方剂：
六味地黄汤加减

常用中成药：
六味地黄丸

畏寒喜暖　小便频多

手足心热　眩晕耳鸣、潮热盗汗　失眠多梦

中医辨证治疗骨质疏松（肾阳虚证和肝肾阴虚证）

（三）脾肾阳虚证

主要临床症状：腰膝冷痛，食少便溏。腰膝酸软，双膝行走无力，弯腰驼背，畏寒喜暖，腹胀，面色白，舌淡胖，苔白滑，脉沉迟无力等。

治法：补益脾肾，强筋壮骨。

推荐方剂：补中益气汤（《脾胃论》）合金匮肾气丸（《金匮要略》）加减。

常用中成药：补中益气丸合右归丸、济生肾气丸。

（四）肾虚血瘀证

主要临床症状： 腰脊刺痛，腰膝酸软。下肢痿弱，步履艰难，耳鸣。舌质淡紫，脉细涩等。

治法： 补肾活血化瘀。

推荐方剂： 补肾活血方（《伤科大成》）加减。

常用中成药： 仙灵骨葆胶囊、骨松宝颗粒。

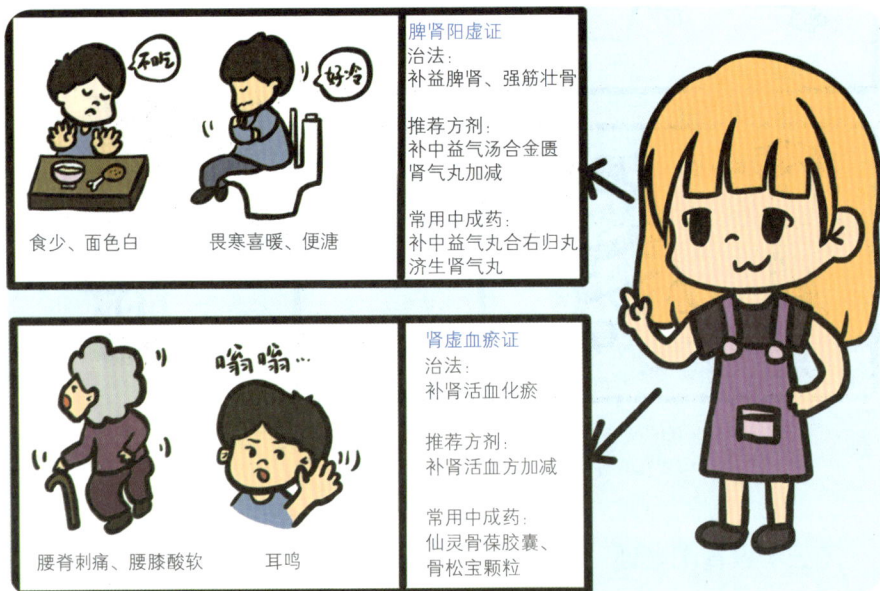

中医辨证治疗骨质疏松（脾肾阳虚证和肾虚血瘀证）

（五）脾胃虚弱证

主要临床症状： 形体瘦弱，肌软无力。食少纳呆，神疲倦怠，大便溏泄，面色萎黄，舌质淡，苔白，脉细弱等。

治法： 益气健脾，补益脾胃。

推荐方剂： 参苓白术散（《太平惠民和剂局方》）加减。

常用中成药：参苓白术散。

（六）血瘀气滞证

主要临床症状：骨节刺痛，痛有定处。痛处拒按，筋肉挛缩，骨折，多有骨折史，舌质紫暗，有瘀点或瘀斑，脉涩或弦等。

治法：理气活血，化瘀止痛。

推荐方剂：身痛逐瘀汤（《医林改错》）加减。骨痛以上肢为主者，加桑枝、姜黄；下肢为甚者，加独活、粉防己、鸡血藤以通络止痛；久病关节变形、痛剧者，加全蝎、蜈蚣以通络活血。

常用中成药：活血止痛散。

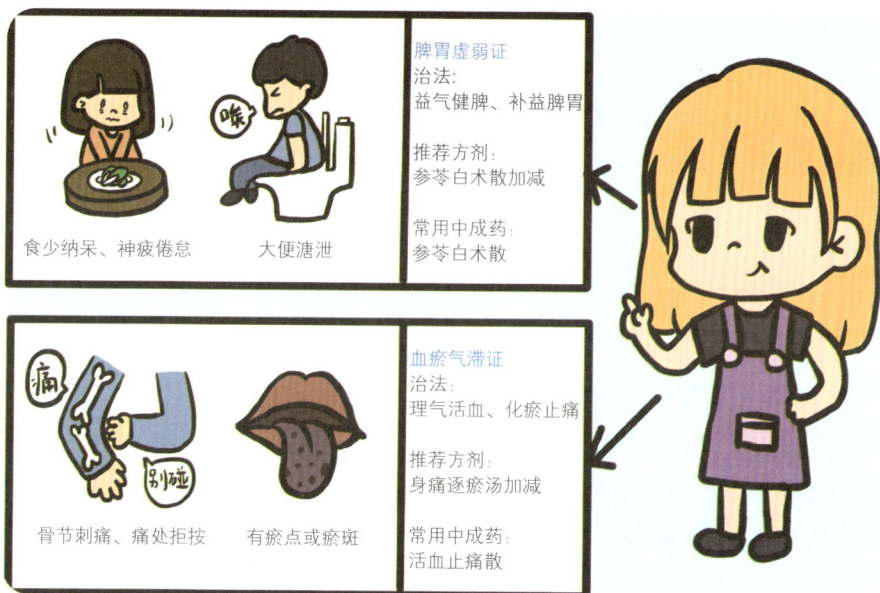

中医辨证治疗骨质疏松（脾胃虚弱证和血瘀气滞证）

此外，在临床上亦可见症状较轻，或感受风寒湿邪，或有兼夹证者，辨证施治时需灵活应用，具体请咨询专科医师予以指导。

四、治疗骨质疏松有哪些中成药与经验方

（一）常用于治疗骨质疏松的中成药

1. 仙灵骨葆胶囊

适应证：滋补肝肾，活血通络，强筋壮骨。用于骨质疏松肝肾不足证，症见瘀血阻络，腰脊疼痛，足膝酸软，乏力等。

用法用量：口服，一次3粒，一日2次；或遵医嘱。

2. 骨松宝颗粒

适应证：补肾活血，强筋壮骨。用于骨质疏松引起的骨折、骨痛以及预防更年期骨质疏松。

用法用量：口服，一次2粒，用于骨质疏松症引起的骨折、骨痛，一日3次；用于预防更年期骨质疏松症，一日2次；或遵医嘱。

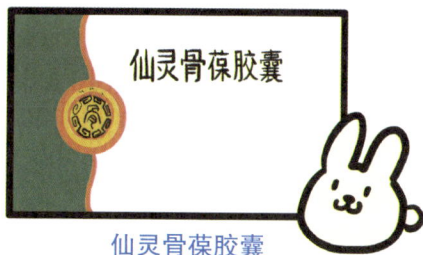

仙灵骨葆胶囊

适应证：
滋补肝肾，活血通络，强壮筋骨。用于骨质疏松肝肾不足证，症见瘀血阻络，腰脊疼痛，足膝酸软，乏力等。

用法用量：
口服，一次3粒，一日2次；或遵医嘱。

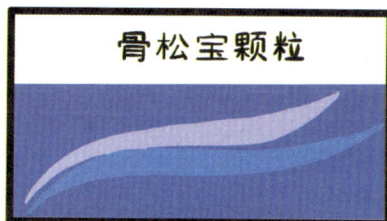

骨松宝颗粒

适应证：
补肾活血、强筋壮骨。用于骨质疏松引起的骨折、骨痛以及预防更年期骨质疏松。

用法用量：
口服，一次2粒，用于骨质疏松症引起的骨折、骨痛，一日3次；用于预防更年期骨质疏松症，一日2次；或遵医嘱。

治疗骨质疏松的中成药（仙灵骨葆胶囊和骨松宝颗粒）

3. 金天格胶囊

适应证：具有健骨作用。用于骨质疏松，症见腰背疼痛，腰膝酸软，下肢痿弱，步履艰难等。

用法用量：口服，一次 3 粒，一日 3 次；或遵医嘱。

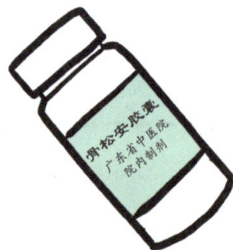

4. 骨松安胶囊（广东省中医院的院内制剂）

适应证：温肾健骨，健脾益气血。用于原发性、继发性骨质疏松。

用法用量：温开水送服，一次 3～4 粒，一日 3 次；或遵医嘱。

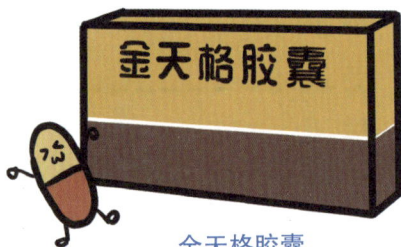

金天格胶囊

适应证：
具有健骨作用。用于骨质疏松，症见腰背疼痛，腰膝酸软，下肢痿弱，步履艰难等。

用法用量：
口服，一次 3 粒，一日 3 次；或遵医嘱。

骨松安胶囊（广东省中医院的院内制剂）

适应证：
温肾健骨，健脾益气血。用于原发性、继发性骨质疏松。

用法用量：
温开水送服，一次 3～4 粒，一日 3 次；或遵医嘱。

治疗骨质疏松的中成药（金天格胶囊和骨松安胶囊）

5. 强骨胶囊

适应证：补肾，强骨，止痛。用于骨质疏松肾阳虚证，症见骨脆易折，腰背或四肢关节疼痛，畏寒肢冷或抽筋，下肢无力，夜尿频多等。

用法用量：口服，一次 1 粒，一日 3 次；或遵医嘱。

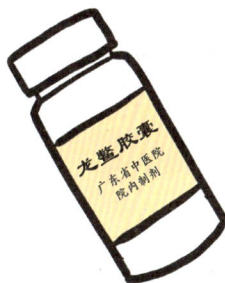

6. 龙鳖胶囊（广东省中医院的院内制剂）

适应证：温补肾阳，祛风止痛。用于骨质疏松伴骨关节痛，腰膝冷痛、肿胀，关节活动不利。

用法用量：口服，一次 3～4 粒，一日 3 次；或遵医嘱。

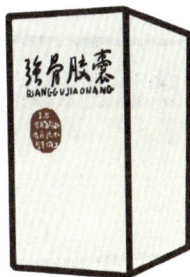

强骨胶囊

适应证：
补肾，强骨，止痛。用于骨质疏松肾阳虚证，症见骨脆易折，腰背或四肢关节疼痛，畏寒肢冷或抽筋，下肢无力，夜尿频多等。

用法用量：
口服，一次1粒，一日3次；或遵医嘱。

龙鳖胶囊（广东省中医院的院内制剂）

适应证：
温补肾阳，祛风止痛。用于骨质疏松伴骨关节痛，腰膝冷痛、肿胀，关节活动不利。

用法用量：
口服，一次3～4粒，一日3次；或遵医嘱。

治疗骨质疏松的中成药（强骨胶囊和龙鳖胶囊）

7. 骨疏康胶囊

适应证： 补肾益气，活血壮骨。用于骨质疏松证属肾虚兼气血不足者，症见腰背疼痛，腰膝酸软，下肢痿弱，步履艰难，神疲，目眩等。

用法用量： 口服，一次 4 粒，一日 2 次；或遵医嘱。

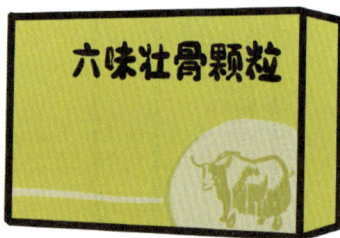

8. 六味壮骨颗粒

适应证： 养肝补肾，强筋壮骨。用于骨质疏松证属肝肾不足者。

用法用量： 口服，一次 20 克（一袋），一日 3 次；或遵医嘱。

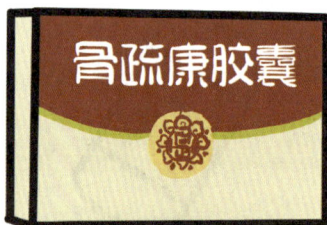

骨疏康胶囊

适应证：
补肾益气，活血壮骨。用于骨质疏松证属肾虚兼气血不足者，症见腰背疼痛，腰膝酸软，下肢痿弱，步履艰难，神疲，目眩等。

用法用量：
口服，一次 4 粒，一日 2 次；或遵医嘱。

六味壮骨颗粒

适应证：
养肝补肾、强筋壮骨。用于骨质疏松证属肝肾不足者。

用法用量：
口服，一次 20 克（一袋），一日 3 次；或遵医嘱。

治疗骨质疏松的中成药（骨疏康胶囊和六味壮骨颗粒）

9. 补肾健骨胶囊

适应证： 滋补肝肾，强筋健骨。用于骨质疏松肝肾不足证，症见腰脊疼痛，胫软膝酸，肢节痿弱，步履艰难，目眩等。

用法用量： 口服，一次4粒，一日3次；或遵医嘱。

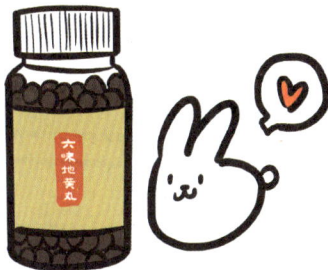

10. 六味地黄丸

适应证： 滋阴补肾。用于骨质疏松肾阴亏损证，症见头晕耳鸣，腰膝酸软，骨蒸潮热，盗汗遗精等。

用法用量： 口服。一次30粒（6克），一日2次；或遵医嘱。

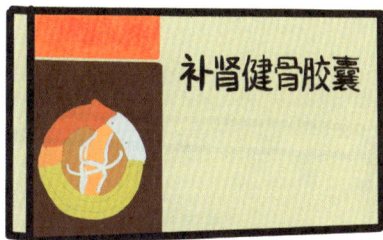

补肾健骨胶囊

适应证：
滋补肝肾、强筋健骨。用于骨质疏松肝肾不足证，症见腰脊疼痛，胫软膝酸，肢节痿弱，步履艰难，目眩等。

用法用量：
口服，一次4粒，一日3次；或遵医嘱。

六味地黄丸

适应证：
滋阴补肾。用于骨质疏松肾阴亏损证，症见头晕耳鸣，腰膝酸软，骨蒸潮热，盗汗遗精等。

用法用量：
口服，一次30粒（6克），一日3次；或遵医嘱。

治疗骨质疏松的中成药（补肾健骨胶囊和六味地黄丸）

11. 左归丸

适应证：滋肾补阴，用于骨质疏松真阴不足证，症见腰酸膝软，盗汗，神疲，口燥等。

用法用量：口服，一次9克（50粒），一日2次；或遵医嘱。

12. 右归丸

适应证：温补肾阳，填精止遗。用于骨质疏松证属肾阳不足，命门火衰者，症见腰膝酸冷，精神不振，怯寒畏冷，阳痿遗精，大便溏薄，尿频而清等。

用法用量：口服，一次9克（50粒），一日3次；或遵医嘱。

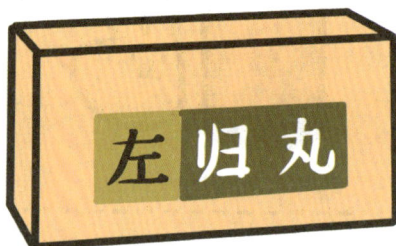

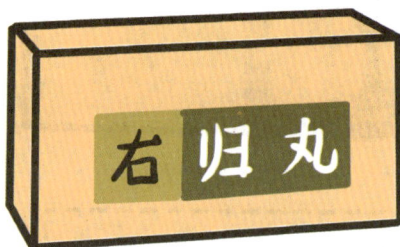

左归丸

适应证：
滋肾补阴，用于骨质疏松真阴不足证，症见腰酸膝软，盗汗，神疲口燥等。

用法用量：
口服，一次9克（50粒），一日3次；或遵医嘱。

右归丸

适应证：
温补肾阳，填精止遗。用于骨质疏松证属肾阳不足，命门火衰者，症见腰膝酸冷，精神不振，怯寒畏冷，阳痿遗精，大便溏薄，尿频而清等

用法用量：
口服，一次9克（50粒），一日2次；或遵医嘱。

治疗骨质疏松的中成药（左归丸和右归丸）

13. 金匮肾气丸

适应证: 温补肾阳,化气行水。用于骨质疏松,兼见肾虚水肿,腰膝酸软,小便不利,畏寒肢冷等。

用法用量: 口服,一次4～5克(20～25粒),一日2次;或遵医嘱。

14. 知柏地黄丸

适应证: 滋阴降火。用于骨质疏松阴虚火旺证,症见潮热盗汗,口干咽痛,耳鸣遗精,小便短赤。

用法用量: 口服,一次30粒(6克),一日2次;或遵医嘱。

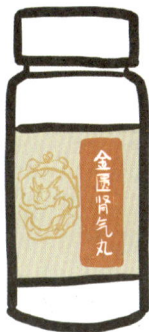

金匮肾气丸

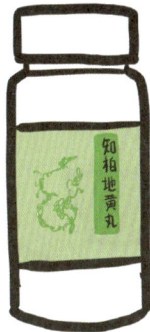

知柏地黄丸

适应证:
温补肾阳、化气行水。用于骨质疏松,兼见肾虚水肿,腰膝酸软,小便不利,畏寒肢冷等。

用法用量:
口服,一次4～5克(20～25粒),一日2次;或遵医嘱。

适应证:
滋阴降火。用于骨质疏松阴虚火旺证,症见潮热盗汗,口干咽痛,耳鸣遗精,小便短赤。

用法用量:
口服,一次30粒(6克),一日2次;或遵医嘱。

治疗骨质疏松的中成药(金匮肾气丸和知柏地黄丸)

（二）其他经验用方

1. 强骨宝。

2. 补肾活血蠲痹汤。

3. 壮骨益髓汤。

4. 补肾健脾活血方。

5. 中药驳骨灵汤。

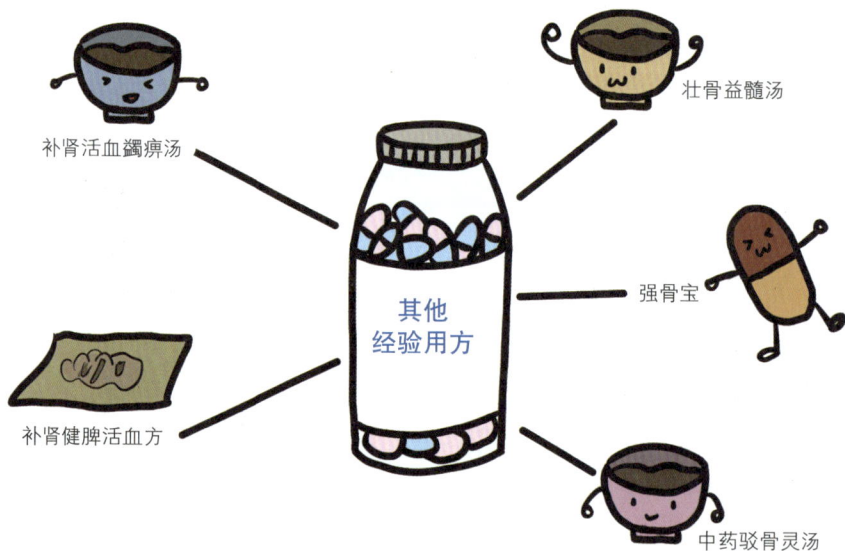

补肾活血蠲痹汤

壮骨益髓汤

强骨宝

补肾健脾活血方

其他 经验用方

中药驳骨灵汤

治疗骨质疏松的其他经验用方

以上中成药及其他经验用方仅供参考，具体须咨询有处方权资质的专科医师予以指导。

五、针灸如何治疗骨质疏松

　　针灸疗法是我国传统医药学中特色性的预防、诊治疾病的疗法之一，历史悠久，疗效显著。近年来，针灸被较多地运用于骨质疏松的防治，不仅可以防治原发性骨质疏松，而且对继发性骨质疏松也具有一定的辅助治疗作用。

　　目前针灸的种类有很多，包括单纯针刺法、腹针疗法、"双固一通"疗法、电针、温针、穴位埋线、艾灸等疗法，每种疗法都有特定的使用方法和效果。

　　单纯针刺注重从"肾主骨"理论选穴及运用特定穴治疗绝经后骨质疏松。

　　腹针理论是以神阙封控系统为核心，通过针刺腹部穴位，最大限度地激发神经系统及人体经络系统自我调控的潜能，使内脏逐渐趋于稳态而治疗全身性疾病的疗法。

　　"双固一通"疗法是在腰背部夹脊穴（主要是疼痛部位）和委中穴常规针法上，增加关元和足三里两个穴位以固先天和后天。

电针是将针刺入腧穴得气后，在针刺上通以适量脉冲电流，利用针和电两种刺激相结合的方法。其能增加代谢，促进气血循环，并能改善组织营养，消除炎性水肿。电针疗法可以有效改善绝经后骨质疏松患者的临床症状，延缓骨质疏松的进程。

温针灸是一种针刺与艾灸结合的疗法，在留针过程中，将艾绒搓团捻裹于针柄点燃，通过针体将热力传入穴位，可调节机体脏腑功能，从而发挥治疗效果。温针疗法可提高激素水平、促进骨形成、抑制骨吸收，从而改善骨代谢负平衡状态。

穴位埋线作为微创的治疗方式更具有操作简便，持续刺激穴位，费用低，毒副作用小等优势，可用于骨质疏松的治疗。

灸法结合药物能够有效地发挥温经通络补虚、行气活血散瘀之功，显著改善患者的骨代谢指标，进而增加成骨细胞的活性及抑制破骨细胞的活性来改善骨质疏松的症状。

常选取的穴位：脾俞（双）、肾俞（双）、涌泉（双）、血海（双）、足三里（双）、悬钟（双）、太溪（双）、关元、神阙等。

以下穴位可艾灸：涌泉、足三里、关元、神阙，须谨慎使用，咨询相关医疗人员。

以上针灸治疗仅供参考，具体需咨询专科针灸医师予以指导。

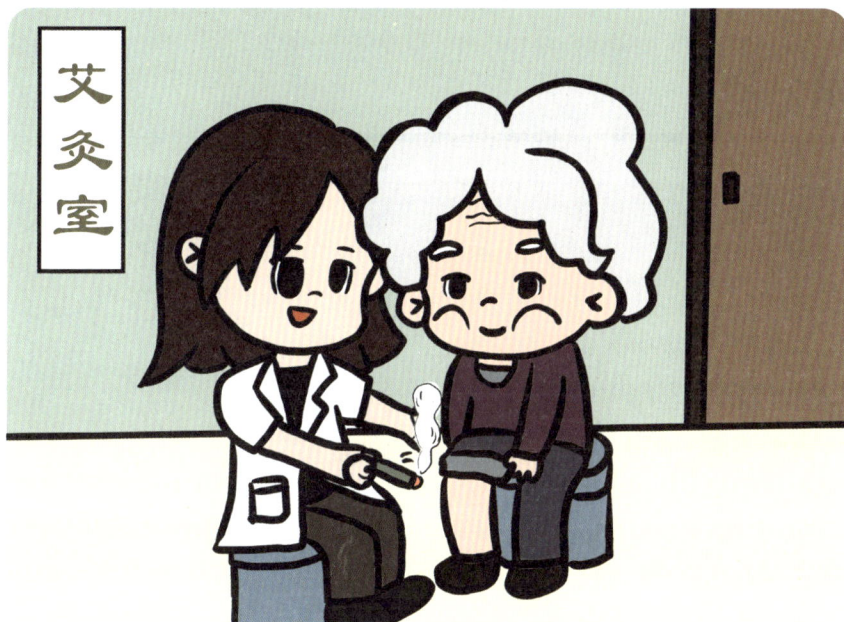

艾灸可以辅助治疗骨质疏松

后 记

随着"健康中国战略"的提出,"大健康"行业逐渐提升至国家战略的高度。当前对人类健康的威胁,已从传染性疾病转变到慢性疾病,而"关口前移"和"健康优先"逐渐成为慢性病干预更为科学、合理的抉择。自 2018 年国家卫生健康委员会发布我国首个骨质疏松流行病学调查数据以来,令人担忧的调查结果受到了广泛关注:我国中老年人骨质疏松问题尤为严重,低骨量人群庞大,其中女性尤为严重;并且超九成的骨质疏松患者甚至不知道自己患病。

骨质疏松是一种以骨量减少、骨微结构破坏导致骨骼脆性增加、骨折风险增高为特征的代谢性骨病。骨质疏松性骨折,又称脆性骨折,是指在受到轻微创伤后或日常活动中发生的骨折。骨折是造成老年人失能的重要原因。一旦发生脆性骨折,会严重影响生活质量与健康寿命，同时带来巨大的医疗和照护成本。

　　10 月 20 日是世界骨质疏松日。曾令烽、刘军主编的《骨质疏松的自我防治与居家康复（图解版）》（以下以《骨松康》简称之），在 2020 年初成稿出版。《骨松康》一书图文并茂，言简意丰，较形象地科普了骨质疏松的基础知识、诊断与防治原则、药物治疗、运动康复、居家自我预防、饮食调养、中医药养生与保健等内容；作者通过该书向社会大众呼吁：关注骨质疏松防治，远离骨折危害。从青少年时期开始预防骨质疏松，可以获得最佳骨峰值，防止随时间流逝造成骨量逐渐减少；骨质疏松高危人群，应养成良好的生活方式，做到适量运动，均衡饮食，增加日光照射，必要时应遵医嘱进行药物干预。

　　骨质疏松是中老年人最常见的骨骼疾病，疼痛、驼背、身高降低和骨折是骨质疏松的特征性表现，但有许多骨质疏松患者在疾病早期常无明显的感觉。骨折是骨质疏松的直接后果，轻者影响机体功能，重则致残甚至致死。对于骨质疏松的高危人群，应该定期检测骨密度，这是早发现和早诊断骨质疏松的有效方法。《骨松康》一书指出，骨质疏松是可防可治的慢性病，具体从以下方面努力：

　　第一，要适量运动，例如：第五章"骨质疏松的运动康复"之四讲述的"骨质疏松运动训练（下肢力量训练、平衡训练、拉伸训练等）"、第五章之五讲解的"压缩性骨折运动训练（五点支撑、三点支撑、拱桥支撑、飞燕点水等）"、第六章提及的"健骨操（生根发芽、培土固根、沐浴阳光、向上生长、回转壮体、枝繁叶茂）"、八段锦、太极拳等，图文结合，较好地讲授了骨质疏松运动康复技巧，"简、便、灵、验"，让读者耳目一新，颇为实用。作者在书中提及，运动有利于骨质疏松的控制，但应视个人情况适当锻炼，避免运动损伤。同时，运动锻炼能降低因年老引起的肌肉僵硬，增强身体的柔韧性和平衡能力，从而防止跌倒等。

第二，要均衡饮食，作者在第七章"骨质疏松患者的饮食调养"、第八章"骨质疏松的中医药养生与保健"均有所论述；应增加饮食中钙及适量蛋白质的摄入，低盐饮食。钙质的摄入对于预防骨质疏松具有不可替代的作用。嗜烟、酗酒、过量摄入咖啡因和碳酸饮料会增加骨质疏松的发病危险。

第三，养成良好行为习惯，预防跌倒，详见第六章"骨质疏松的居家自我防治"；例如：放慢转身、转头、起身、下床速度，避免登高取物，不走过陡的楼梯、台阶和坡道，避免去人多及地面湿滑的场所等。

第四，穿合身的衣服，穿合脚、防滑的鞋；根据身体条件适时选用拐杖、助行器、髋关节保护器等辅助工具；改善居家环境，如安置必要的扶手，去除门槛，地面防滑，改善室内光照，选择高度合适的家具等，以防止滑倒、绊倒或高处跌落导致的伤害。

此外，要增加日光照射。在我国饮食结构中，所含维生素 D 非常有限，经常接受阳光照射会对维生素 D 的生成及钙质吸收起到非常关键的作用。

《骨松康》一书对上述观点均有所论述，预期可以为中老年人骨质疏松患者以及骨质疏松高危人群提供参考；本书也适用于医学院校学生、教师以及医学爱好者，可作为骨科相关教材学习补充。相对于不治疗而言，骨质疏松任何阶段开始治疗都不晚，但早诊断和早治疗会大有裨益；高危人群应尽早到正规医院进行骨质疏松检测、诊断、治疗；一旦发生骨折，应开展骨健康状况评估，并根据情况进行抗骨质疏松治疗，同时调整生活方式和减少骨折危险因素，重视防范二次骨折的发生。

编者在与部分非医学专业画手沟通交流中，由于知识的不平行，在短时间内难免会存在知识传递的误差，这也是今后图书编写中需要改进突破的地方。此外，书中难免有不足或错漏之处，恳请广大读者提出宝贵意见，以期再版时进一步改进。

　　在本书的编写过程中，广东省中医院（广州中医药大学第二附属医院）刘军教授等专家进行了全程指导与严格把关，保证了编写的质量。同时，广东省中医药科学院（中国中医科学院广东分院）骨与关节退变及损伤研究团队以及所有参编人员予以了大力支持，在此一并致以崇高的敬意和衷心的感谢！

《骨质疏松的自我防治与居家康复（图解版）》编委会

2019 年 12 月 25 日

　　备注：主编曾令烽、刘军，所在单位为广东省中医院 / 广州中医药大学第二附属医院 / 广州中医药大学第二临床医学院 / 博士后科研流动站；本书的编写，已纳入中国博士后科学基金项目（2018M633036）、广东省医学科学技术研究基金项目（B2019091）、广东省财政厅专项课题（〔2014〕157 号、粤财社〔2018〕8 号）、广东省普通高校重点科研平台和科研项目（2018KQNCX041）、广东省中医院中医药科学技术研究专项（YN2019ML08、YN2015MS15、YK2013B2N19）课题项目。

参考文献

［1］ Qaseem A, Forciea MA, McLean RM, et al, for the Clinical Guidelines Committee of the American College of Physicians. Treatment of Low Bone Density or Osteoporosis to Prevent Fractures in Men and Women: A Clinical Practice Guideline Update From the American College of Physicians ［J］. Ann Intern Med, 2017, 166(11): 818−839. doi: 10.7326/M15−1361.

［2］ Curry SJ, Krist AH, Owens DK, et al, for the US Preventive Services Task Force. Screening for Osteoporosis to Prevent Fractures: US Preventive Services Task Force Recommendation Statement ［J］. JAMA. 2018, 319(24): 2521 − 2531. doi: 10.1001/jama.2018.7498.

［3］ Zeng LF（曾令烽）, Pan BQ, Liang GH, et al. Does routine anti−osteoporosis medication lower the risk of fractures in male subjects? An updated systematic review with meta−analysis of clinical trials ［J］. Front Pharmacol, 2019, 10: 882. doi: 10.3389/fphar.2019.00882.（SCI，IF3.845）

［4］ Zeng LF（曾令烽）, Luo MH, Liang GH, et al. Can dietary intake of vitamin C−oriented foods reduce the risk of osteoporosis, fracture, and BMD loss? Systematic review with meta−analyses of recent studies ［J］. Front Endocrinol. 2020, 10: 844. doi: 10.3389/fendo.2019.00844.（SCI，IF3.634）

［5］ Zeng LF（曾令烽）, Yang WY, Liang GH, et al. Can increasing the prevalence of vegetable-based diets lower the risk of osteoporosis in postmenopausal subjects? A systematic review with meta-analysis of the literature［J］. Complement Ther Med. 2019, 42(2): 302-311. doi: 10.1016/j.ctim.2018.11.026.（SCI，IF1.979）

［6］ 曾令烽, 杨伟毅, 梁桂洪, 等. 传统太极功法干预对改善骨密度流失疗效及安全性的系统评价［J］. 中国组织工程研究, 2019, 23(27)：4420-4428.

［7］ 曾令烽, 杨伟毅, 梁桂洪, 等. 中医经典传承与疾患慢病管理创新模式［J］. 中华中医药杂志, 2019, 34(7): 3110-3114.

［8］ 曾令烽, 杨伟毅, 梁桂洪, 等. 岭南中医湿证与慢性病防治创新模式探讨［J］. 中华中医药杂志, 2019, 34(6): 2345-2349.

［9］ 曾令烽, 刘军, 梁桂洪, 等. 骨质疏松运动数据传送管理一体化综合软件（V1.0）: 2019SR0023948［P］. 2019-01-08.

［10］ 马远征, 王以朋, 刘强, 等. 中国老年骨质疏松诊疗指南 (2018)［J］. 中国老年学杂志, 2019, 39(11): 2557-2575.

［11］ 周建烈, 刘忠厚. 补充钙和维生素 D 防治骨质疏松症的全球临床指南进展［J］. 中国骨质疏松杂志, 2017, 23(3): 371-380.

［12］ 孙翔, 张银光, 董强. 骨质疏松性骨折治疗方法研究进展［J］. 中国中西医结合外科杂志, 2019, 25(3): 418-421.

［13］ Si L, Winzenberg TM, Jiang Q, et al. Projection of osteoporosis-related fractures and costs in China: 2010-2050［J］. Osteoporos Int. 2015, 26(7): 1929-1937. doi: 10.1007/s00198-015-3093-2.

［14］ Compston J , Cooper A , Cooper C , et al. UK clinical guideline for the prevention and treatment of osteoporosis［J］. Archives of Osteoporosis, 2017, 12(1): 43.

［15］夏维波,章振林,林华,等.原发性骨质疏松症诊疗指南(2017)［J］.中国骨质疏松杂志, 2019, 25(3): 281-309.

［16］中华医学会骨质疏松和骨矿盐疾病分会.中国骨质疏松症流行病学调查及"健康骨骼"专项行动结果发布［J］.中华骨质疏松和骨矿盐疾病杂志, 2019, 12(4): 317-318.